中国古医籍整理丛书

本草详节

清·闵钺 撰

张效霞 校注

中国中医药出版社

·北京·

图书在版编目（CIP）数据

本草详节/（清）闵钺撰；张效霞校注 . —北京：中国中医药
出版社，2015. 12
（中国古医籍整理丛书）
ISBN 978 - 7 - 5132 - 3063 - 6

Ⅰ.①本… Ⅱ.①闵… ②张… Ⅲ.①本草—中国—清代
Ⅳ.①R281. 3

中国版本图书馆 CIP 数据核字（2015）第 317281 号

中 国 中 医 药 出 版 社 出 版
北京市朝阳区北三环东路 28 号易亨大厦 16 层
邮政编码　100013
传真　010 64405750
三河市鑫金马印装有限公司印刷
各地新华书店经销

＊

开本 710×1000　1/16　印张 19　字数 128 千字
2015 年 12 月第 1 版　2015 年 12 月第 1 次印刷
书　号　ISBN 978 - 7 - 5132 - 3063 - 6

＊

定价　55. 00 元
网址　www. cptcm. com

国家中医药管理局
中医药古籍保护与利用能力建设项目
组织工作委员会

主 任 委 员 王国强

副 主 任 委 员 王志勇　李大宁

执 行 主 任 委 员 曹洪欣　苏钢强　王国辰　欧阳兵

执行副主任委员 李　昱　武　东　李秀明　张成博

委　　　　员

各省市项目组分管领导和主要专家

（山东省）武继彪　欧阳兵　张成博　贾青顺

（江苏省）吴勉华　周仲瑛　段金廒　胡　烈

（上海市）张怀琼　季　光　严世芸　段逸山

（福建省）阮诗玮　陈立典　李灿东　纪立金

（浙江省）徐伟伟　范永升　柴可群　盛增秀

（陕西省）黄立勋　呼　燕　魏少阳　苏荣彪

（河南省）夏祖昌　刘文第　韩新峰　许敬生

（辽宁省）杨关林　康廷国　石　岩　李德新

（四川省）杨殿兴　梁繁荣　余曙光　张　毅

各项目组负责人

王振国（山东省）　王旭东（江苏省）　张如青（上海市）

李灿东（福建省）　陈勇毅（浙江省）　焦振廉（陕西省）

蔡永敏（河南省）　鞠宝兆（辽宁省）　和中浚（四川省）

项目专家组

顾　问　马继兴　张灿玾　李经纬

组　长　余瀛鳌

成　员　李致忠　钱超尘　段逸山　严世芸　鲁兆麟
　　　　郑金生　林端宜　欧阳兵　高文柱　柳长华
　　　　王振国　王旭东　崔　蒙　严季澜　黄龙祥
　　　　陈勇毅　张志清

项目办公室（组织工作委员会办公室）

主　任　王振国　王思成

副主任　王振宇　刘群峰　陈榕虎　杨振宁　朱毓梅
　　　　刘更生　华中健

成　员　陈丽娜　邱　岳　王　庆　王　鹏　王春燕
　　　　郭瑞华　宋咏梅　周　扬　范　磊　张永泰
　　　　罗海鹰　王　爽　王　捷　贺晓路　熊智波

秘　书　张丰聪

前 言

中医药古籍是传承中华优秀文化的重要载体，也是中医学传承数千年的知识宝库，凝聚着中华民族特有的精神价值、思维方法、生命理论和医疗经验，不仅对于传承中医学术具有重要的历史价值，更是现代中医药科技创新和学术进步的源头和根基。保护和利用好中医药古籍，是弘扬中国优秀传统文化、传承中医学术的必由之路，事关中医药事业发展全局。

1949 年以来，在政府的大力支持和推动下，开展了系统的中医药古籍整理研究。1958 年，国务院科学规划委员会古籍整理出版规划小组在北京成立，负责指导全国的古籍整理出版工作。1982 年，国务院古籍整理出版规划小组召开全国古籍整理出版规划会议，制定了《古籍整理出版规划（1982—1990）》，卫生部先后下达了两批 200 余种中医古籍整理任务，掀起了中医古籍整理研究的新高潮，对中医文化与学术的弘扬、传承和发展，发挥了极其重要的作用，产生了不可估量的深远影响。

2007 年《国务院办公厅关于进一步加强古籍保护工作的意见》明确提出进一步加强古籍整理、出版和研究利用，以及

"保护为主、抢救第一、合理利用、加强管理"的方针。2009年《国务院关于扶持和促进中医药事业发展的若干意见》指出，要"开展中医药古籍普查登记，建立综合信息数据库和珍贵古籍名录，加强整理、出版、研究和利用"。《中医药创新发展规划纲要（2006—2020）》强调继承与创新并重，推动中医药传承与创新发展。

2003～2010 年，国家财政多次立项支持中国中医科学院开展针对性中医药古籍抢救保护工作，在中国中医科学院图书馆设立全国唯一的行业古籍保护中心，影印抢救濒危珍本、孤本中医古籍 1640 余种；整理发布《中国中医古籍总目》；遴选351 种孤本收入《中医古籍孤本大全》影印出版；开展了海外中医古籍目录调研和孤本回归工作，收集了 11 个国家和 2 个地区 137 个图书馆的 240 余种书目，基本摸清流失海外的中医古籍现状，确定国内失传的中医药古籍共有 220 种，复制出版海外所藏中医药古籍 133 种。2010 年，国家财政部、国家中医药管理局设立"中医药古籍保护与利用能力建设项目"，资助整理 400 余种中医药古籍，并着眼于加强中医药古籍保护和研究机构建设，培养中医古籍整理研究的后备人才，全面提高中医药古籍保护与利用能力。

在此，国家中医药管理局成立了中医药古籍保护和利用专家组和项目办公室，专家组负责项目指导、咨询、质量把关，项目办公室负责实施过程的统筹协调。专家组成员对古籍整理研究具有丰富的经验，有的专家从事古籍整理研究长达 70 余年，深知中医药古籍整理研究的重要性、艰巨性与复杂性，履行职责认真务实。专家组从书目确定、版本选择、点校、注释等各方面，为项目实施提供了强有力的专业指导。老一辈专家的学术水平和智慧，是项目成功的重要保证。项目承担单位山东中医药大学、南京中医药大学、上海中医药大学、福建中医药大学、浙江省中医药研究院、陕西省中医药研究院、河南省中医药研究院、辽宁中医药大学、成都中医药大学及所在省市中医药管理部门精心组织，充分发挥区域间互补协作的优势，并得到承担项目出版工作的中国中医药出版社大力配合，全面推进中医药古籍保护与利用网络体系的构建和人才队伍建设，使一批有志于中医学术传承与古籍整理工作的人才凝聚在一起，研究队伍日益壮大，研究水平不断提高。

本着"抢救、保护、发掘、利用"的理念，该项目重点选择近60年未曾出版的重要古医籍，综合考虑所选古籍的保护价值、学术价值和实用价值。400余种中医药古籍涵盖了医经、基础理论、诊法、伤寒金匮、温病、本草、方书、内科、外科、女科、儿科、伤科、眼科、咽喉口齿、针灸推拿、养生、医案医话医论、医史、临证综合等门类，跨越唐、宋、金元、明以迄清末。全部古籍均按照项目办公室组织完成的行业标准《中医古籍整理规范》及《中医药古籍整理细则》进行整理校注，绝大多数中医药古籍是第一次校注出版，一批孤本、稿本、抄本更是首次整理面世。对一些重要学术问题的研究成果，则集中收录于各书的"校注说明"或"校注后记"中。

"既出书又出人"是本项目追求的目标。近年来，中医药古籍整理工作形势严峻，老一辈逐渐退出，新一代普遍存在整理研究古籍的经验不足、专业思想不坚定等问题，使中医古籍整理面临人才流失严重、青黄不接的局面。通过本项目实施，搭建平台，完善机制，培养队伍，提升能力，经过近5年的建设，锻炼了一批优秀人才，老中青三代齐聚一堂，有效地稳定了研究队伍，为中医药古籍整理工作的开展和中医文化与学术的传承提供必备的知识和人才储备。

本项目的实施与《中国古医籍整理丛书》的出版，对于加强中医药古籍文献研究队伍建设、建立古籍研究平台，提高古籍整理水平均具有积极的推动作用，对弘扬我国优秀传统文化，推进中医药继承创新，进一步发挥中医药服务民众的养生保健与防病治病作用将产生深远影响。

第九届、第十届全国人大常委会副委员长许嘉璐先生，国家卫生计生委副主任、国家中医药管理局局长、中华中医药学会会长王国强先生，我国著名医史文献专家、中国中医科学院马继兴先生在百忙之中为丛书作序，我们深表敬意和感谢。

由于参与校注整理工作的人员较多，水平不一，诸多方面尚未臻完善，希望专家、读者不吝赐教。

国家中医药管理局中医药古籍保护与利用能力建设项目办公室
二〇一四年十二月

许 序

"中医"之名立，迄今不逾百年，所以冠以"中"字者，以别于"洋"与"西"也。慎思之，明辨之，斯名之出，无奈耳，或亦时人不甘泯没而特标其犹在之举也。

前此，祖传医术（今世方称为"学"）绵延数千载，救民无数；华夏屡遭时疫，皆仰之以度困厄。中华民族之未如印第安遭染殖民者所携疾病而族灭者，中医之功也。

医兴则国兴，国强则医强。百年运衰，岂但国土肢解，五千年文明亦不得全，非遭泯灭，即蒙冤扭曲。西方医学以其捷便速效，始则为传教之利器，继则以"科学"之冕畅行于中华。中医虽为内外所夹击，斥之为蒙昧，为伪医，然四亿同胞衣食不保，得获西医之益者甚寡，中医犹为人民之所赖。虽然，中国医学日益陵替，乃不可免，势使之然也。呜呼！覆巢之下安有完卵？

嗣后，国家新生，中医旋即得以重振，与西医并举，探寻结合之路。今也，中华诸多文化，自民俗、礼仪、工艺、戏曲、历史、文学，以至伦理、信仰，皆渐复起，中国医学之兴乃属必然。

迄今中医犹为国家医疗系统之辅，城市尤甚。何哉？盖一则西医赖声、光、电技术而于 20 世纪发展极速，中医则难见其进。二则国人惊羡西医之"立竿见影"，遂以为其事事胜于中医。然西医已自觉将入绝境：其若干医法正负效应相若，甚或负远逾于正；研究医理者，渐知人乃一整体，心、身非如中世纪所认定为二对立物，且人体亦非宇宙之中心，仅为其一小单位，与宇宙万象万物息息相关。认识至此，其已向中国医学之理念"靠拢"矣，虽彼未必知中国医学何如也。唯其不知中国医理何如，纯由其实践而有所悟，益以证中国之认识人体不为伪，亦不为玄虚。然国人知此趋向者，几人？

国医欲再现宋明清高峰，成国中主流医学，则一须继承，一须创新。继承则必深研原典，激清汰浊，复吸纳西医及我藏、蒙、维、回、苗、彝诸民族医术之精华；创新之道，在于今之科技，既用其器，亦参照其道，反思己之医理，审问之，笃行之，深化之，普及之，于普及中认知人体及环境古今之异，以建成当代国医理论。欲达于斯境，或需百年欤？予恐西医既已醒悟，若加力吸收中医精粹，促中医西医深度结合，形成 21 世纪之新医学，届时"制高点"将在何方？国人于此转折之机，能不忧虑而奋力乎？

予所谓深研之原典，非指一二习见之书、千古权威之作；就医界整体言之，所传所承自应为医籍之全部。盖后世名医所著，乃其秉诸前人所述，总结终生行医用药经验所得，自当已成今世、后世之要籍。

盛世修典，信然。盖典籍得修，方可言传言承。虽前此 50 余载已启医籍整理、出版之役，惜旋即中辍。阅 20 载再兴整理、出版之潮，世所罕见之要籍千余部陆续问世，洋洋大观。

今复有"中医药古籍保护与利用能力建设"之工程，集九省市专家，历经五载，董理出版自唐迄清医籍，都400余种，凡中医之基础医理、伤寒、温病及各科诊治、医案医话、推拿本草，俱涵盖之。

噫！璐既知此，能不胜其悦乎？汇集刻印医籍，自古有之，然孰与今世之盛且精也！自今而后，中国医家及患者，得览斯典，当于前人益敬而畏之矣。中华民族之屡经灾难而益蕃，乃至未来之永续，端赖之也，自今以往岂可不后出转精乎？典籍既蜂出矣，余则有望于来者。

谨序。

第九届、十届全国人大常委会副委员长

许嘉璐

二〇一四年冬

王 序

中医学是中华民族在长期生产生活实践中，在与疾病作斗争中逐步形成并不断丰富发展的医学科学，是中国古代科学的瑰宝，为中华民族的繁衍昌盛作出了巨大贡献，对世界文明进步产生了积极影响。时至今日，中医学作为我国医学的特色和重要医药卫生资源，与西医学相互补充、相互促进、协调发展，共同担负着维护和促进人民健康的任务，已成为我国医药卫生事业的重要特征和显著优势。

中医药古籍在存世的中华古籍中占有相当重要的比重，不仅是中医学术传承数千年最为重要的知识载体，也是中医为中华民族繁衍昌盛发挥重要作用的历史见证。中医药典籍不仅承载着中医的学术经验，而且蕴含着中华民族优秀的思想文化，凝聚着中华民族的聪明智慧，是祖先留给我们的宝贵物质财富和精神财富。加强对中医药古籍的保护与利用，既是中医学发展的需要，也是传承中华文化的迫切要求，更是历史赋予我们的责任。

2010年，国家中医药管理局启动了中医药古籍保护与利用能力建设项目。这既是传承中医药的重要工程，也是弘扬优秀民族文化的重要举措，不仅能够全面推进中医药的有效继承和创新发展，为维护人民健康做出贡献，也能够彰显中华民族的璀璨文化，为实现中华民族伟大复兴的中国梦作出贡献。

相信这项工作一定能造福当今，嘉惠后世，福泽绵长。

国家卫生与计划生育委员会副主任

国家中医药管理局局长

中华中医药学会会长

王国强

二〇一四年十二月

马 序

　　新中国成立以来，党和国家高度重视中医药事业发展，重视古籍的保护、整理和研究工作。自 1958 年始，国务院先后成立了三届古籍整理出版规划小组，分别由齐燕铭、李一氓、匡亚明担任组长，主持制订了《整理和出版古籍十年规划（1962—1972）》《古籍整理出版规划（1982—1990）》《中国古籍整理出版十年规划和"八五"计划（1991—2000）》等，而第三次规划中医药古籍整理即纳入其中。1982 年 9 月，卫生部下发《1982—1990 年中医古籍整理出版规划》，1983 年 1 月，中医古籍整理出版办公室正式成立，保证了中医古籍整理出版规划的实施。2002 年 2 月，《国家古籍整理出版"十五"（2001—2005）重点规划》经新闻出版署和全国古籍整理出版规划领导小组批准，颁布实施。其后，又陆续制定了国家古籍整理出版"十一五"和"十二五"重点规划。国家财政多次立项支持中国中医科学院开展针对性中医药古籍抢救保护工作，文化部在中国中医科学院图书馆专门设立全国唯一的行业古籍保护中心，国家先后投入中医药古籍保护专项经费超过 3000 万元，影印抢救濒危珍、善、孤本中医古籍 1640 余种，开展了海外中医古籍目录调研和孤本回归工作。2010 年，国家财政部、国家中医药管理局安排国家公共卫生专项资金，设立了"中医药古籍保护与利用能力建设项目"，这是继 1982～1986 年第一批、第二批重要中医药古籍整理之后的又一次大规模古籍整理工程，重点整理新中国成立后未曾出版的重要古籍，目标是形成并普及规范的通行本、传世本。

为保证项目的顺利实施，项目组特别成立了专家组，承担咨询和技术指导，以及古籍出版之前的审定工作。专家组中的许多成员虽逾古稀之年，但老骥伏枥，孜孜不倦，不仅对项目进行宏观指导和质量把关，更重要的是通过古籍整理，以老带新，言传身教，培养一批中医药古籍整理研究的后备人才，促进了中医药古籍保护和研究机构建设，全面提升了我国中医药古籍保护与利用能力。

作为项目组顾问之一，我深感中医药古籍保护、抢救与整理工作的重要性和紧迫性，也深知传承中医药古籍整理经验任重而道远。令人欣慰的是，在项目实施过程中，我看到了老中青三代的紧密衔接，看到了大家的坚持和努力，看到了年轻一代的成长。相信中医药古籍整理工作的将来会越来越好，中医药学的发展会越来越好。

欣喜之余，以是为序。

中国中医科学院研究员

马继兴

二○一四年十二月

校注说明

《本草详节》12 卷，清·闵钺撰，卢煌校正，刊于清康熙二十年（1681）。

一、作者生平考略

闵钺，字晋公（或作昔公），号冶庵，别号默堂主人，江西奉新县建康乡人。曾中顺治年间乡试举人。同治《奉新县志·卷九·人物二·举人·十五》："闵钺，字晋公，号冶庵，建康乡人。少傲岸自喜，慕陈同甫之为人，锐意欲以功名显，好《春秋左氏传》，周秦而下，涉略而已。为诸生，名藉甚。顺治初以贡游太学，未几归。为文酒会于郡城，与南昌郭曰燧、新建张泰来相切磋，学益大进。乡举后公车报罢，幡然曰：士自有千古，岂尽出科名耶！归聚书万余卷，寝食其间近十年，谓有得。晚益翻阅内典，旁及岐黄《素》《难》、阴阳术数之学，靡不殚洽。性刚急，不能容物，人亦以是忌之。居恒好与缁黄为方外交，清言啸咏。邑宰黄虞再、何缙皆雅重之，每就其庐咨以政事。顺治间，纂修邑乘，皆出其手。"

闵钺的生年，史料中未曾见载，但是依闵钺《冶庵文集·卷之一》中的《戊子夏避兵华坪读古诗有云人过三十年何事而不有击碎唾壶感而有赋之》计算，顺治五年（1649）戊子，闵钺已年届三十，由此上推 30 年，闵钺的生年，当在明·万历四十六年（1618）戊午。又《冶庵文集·卷之四·铭·二·田孺人墓志铭》："田孺人，余长妹也，少余三岁……余八岁时就蒙传夜归，习礼大人膝下，孺人才五岁耳……孺人生于天启癸亥十二月十五日亥时……""癸亥"为天启三年（1623），闵钺年长其长妹3岁，生年当在明泰昌元年（1620）庚申。闵钺的"戊子……人过三十年……"之说，是为虚说其岁。闵钺的卒年，史亦无记载。《冶庵文集》"自序"的时间是在"康熙庚申冬至"，"自序"中有"时光荏苒，华发戴首，齿亦渐至摇索"，而"急图嗣刻"《冶庵文集》，可见此时的闵钺，已经是一个年过花甲的老人。至《冶庵文集·卷之一·五言古·七·杂咏·其八》，闵钺自称为"乃今阅七旬"。故知闵钺的卒年，当在康熙二十九年（1690）庚午以后，其享年应在70岁以上。

闵钺"八岁时就蒙"，"少时读书于新吴之干洲"（《冶庵文集·卷之六·代·二十七·某母太孺人八十寿序》）。在《冶庵文集》的"自序"中，闵钺对自己有简略的介绍，其曰："余少为制举业所束，耳目心思不敢溢于八股之外，稍一言及古人诸体制，则谓之杂用其心甚矣，名之为人羁勒也。既而世故纷纭，奔走于山厓水曲，饥寒裉人，名心灰冷，抑郁坎壈之中间，尝泚笔为之。中年挟一经历，齐鲁燕赵之墟，流览怀赠，兔起鹘落勃焉。虽已方外长者，生平喜与交游，故二家巨细，亦时时行之楮墨。"闵钺虽不曾是职业医生，但其"尝读《内经》、诸大家方脉等书，寝食玩味，浩然有得将二十余年，虽未悬壶市肆以疾病，过问者不少危而安之，庸工破坏而救正之"。故闵钺"累见征效，著《医简》《脉几》本"，除有《冶庵文集》行世外，还有《医简赈几》《本草详节》行世（同治《奉新县志·卷十五·艺文·书目·十》：《冶庵文集》《医简赈几》《本草详节》，举人闵钺·晋公撰）。

闵钺于顺治六年（1649），年29岁时北游："己丑孟冬，冶庵子束装燕游，舟车相续，凡三阅月。"（《冶庵文集·卷之二·序·三·燕游草自序》）"某从甲午以后，寥落风尘，漫无可境，子疣此身，萌□为累。己酉、癸丑二白见背，甲寅至今，敝邑寇惨异常，□家东逃西避，喘息仅存。岁月隙驹，犬马之齿，不□五十有八矣。"（《冶庵文集·卷之三·书·十四·上复蔡芝山夫子》）闵钺从顺治十一年（1654）甲午开始，便"不士公车二十年，无才只合老林泉"（《冶庵文集·卷之一·七言绝·四·寄都门旧友》），一直以一个获得过"举人"的身份，幽游于释道两家，"每过僧门扃，羡其间不澈"（《冶庵文集·卷之一·五言古·五·杂咏》），又"曾作南极客，寒暑数十载"（《冶庵文集·卷之一·五言古·六·杂咏》）。但他始终是以一个士人的面目与释道两家交往，故而闵钺在诗中说自己："匪同叶公龙，不守瑠瓶禅"（《冶庵文集·卷之一·五言古·七·寄答陈猷先》），"筑室倚兰若，素心期不违。检方医世病，带发着僧衣"（《冶庵文集·卷之一·五言律·四·和□谷旦大父韵》），即只是一个居家的"带发着僧衣"子弟。

闵钺有"冶庵"庐居一所，在《冶庵别集·卷上·诗·二十二·雨中书寄幽谷全禅师》其三曰："老夫久已谢尘情，每矢山间作佛民。好把客寮留半榻，门楣贴个冶庵名。"并常在"冶庵"集众，其《茶集冶庵》说："数亩闲闲地，鸠柴只几椽。寄尘安素业，名冶作生涯。白月商良夜，青灯话苦茶。虽无圆顶相，庵即是吾家。"遂将"冶庵"为号，亦以其"冶庵"为《文集》名。闵钺的《冶庵文集》分文集六卷、别集二卷，均行世且有传。但因该书涉及诸多清廷忌讳的内容，使其成了清朝的"禁毁书目"，致使流传极少。今人依据北京大学图书馆的藏本，缩小影印于《四库禁毁书丛刊》第一六六册当中。

二、《本草详节》主要内容与特点

《本草详节》首列"凡例"七条，介绍全书内容、体例、撰述原则等。正文 12 卷，分草、木、谷、菜、果、金、石、水、火、土、兽、禽、鳞、介、虫、人、服用 17 部，共载药 896 种，其中正名 697 种，附药 199 种。每药首述其性味、升降、阴阳、有毒无毒、归经、产地、形态、相使、相恶、禁忌、修治、良劣等；次陈其功能与主治；最后为作者"按语"，对药物的治病机理、配伍应用及用药宜忌作了进一步分析，并结合临床指出用药变化之径。其中不常用的药物或药性简赅者，则"按语"每多阙如。

《本草详节》是以《本草纲目》为蓝本，并参考历代本草著作编撰而成的。主要有以下三个方面的特点：①内容丰富，收药数量较多，有类于小型辞典，便于检阅；②阐述简要，对《本草纲目》的各项内容，包括功能、主治方面，进行了删繁就简工作，便于学习、掌握；③继承与发扬并重，理论与实践相结合，在"按语"中既引述了前贤的临床经验及对某些药物功能做出概括的名言，同时又对药物效用进行理论认识的阐述，介绍临床应用常见的配伍方法及一些简效单方等，具有一定的参考价值。

三、底本、校本的选择

《本草详节》现存版本只有清康熙二十年默堂主人刻本，1994 年上海中医学院出版社影印收于《历代本草精华丛书》，2000 年华夏出版社影印收于《中国本草全书》。本次校注，以清康熙二十年默堂主人刻本为底本，以《〈本草纲目〉金陵本新校正》（简称"《本草纲目》"）为他校本。

四、校注的原则

1. 采用现代标点符号，对原书进行重新标点。

2. 凡原书中的繁体字，均改为规范简化字。

3. 凡底本中因写刻致误的明显错别字，予以径改，不出校。

4. 底本中的异体字、古字予以径改，不出校记；通假字原文不改，于首见处出注说明。

5. 中药名称中的异体字，"全同异体字"（音义全同而形体不同的字）以通行简化字律齐，并出校说明原字；"非全同异体字"（音义部分相同的异体字）予以保留，并出校记说明当今规范名称。中药名称中的古字、通假字一仍其旧，并出校记说明当今规范名称。

6. 原书每卷前有"丰新闵钺晋公父辑著，三韩卢煌季辉父校正"字样，因无关文义，今一并删去。

7. 原书目录在每卷之前，今一并置于正文之前。

8. 对个别冷僻字词加以注音和解释。

本草详节序

余友闵冶庵先生，闻其名二十余年矣。未谋其面，已识其心。虽山川阻隔，语点隐显，时如晤畅。客秋^①，余寄竹榴轩贱刻。久之，奉新遣书来，推奖溢甚。闻冶庵先生在家，常取拙集谈之四座，往往称述陈子达之相识豫章，存人口耳。辛酉^②夏，冶庵合前后集数十卷，专邮寄余。展读之，旦夕难倦，气谊往还，如骨肉水乳未解，冶庵之倦倦于余，与余之惬惬冶庵，不得不迫成一欲序之意者，势也。抑何著作之霆挥风徂，思如纳泉，自周秦两汉而后，不觉杼轴^③一新，因作而叹曰：冶庵先生之名之实有如此。夫以故读书破万卷，而中有独得，不随人俯仰，常虓阚^④海内，沾沾税驾于常格常调者，辄厌之，一以椠㯹自然为真古。寻绎其条次，能屹然自立，胥有今以相至。因思世人之书，固有用功于一节，而即屈效于全体者，殆心极未弘揽，而才义之不博游也。读是集之议论风旨，近炙一节不厌简，远挹诸体不病烦，真生平檃括^⑤，诚非曹然之作可抗衡也。学问见大之时，必弗隘其所取，或匡砥圣绪，或论列

---

　① 客秋：去年秋天。

　② 辛酉：清康熙二十年，1681年。

　③ 杼轴：比喻写文章时的组织、构思。

　④ 虓（xiāo 肖）阚：虎暴怒哮吼的样子。引申为勇猛强悍。此处有闻名、威震之意。

　⑤ 檃括：亦作"檃括""隐括"。就原有的文章、著作加以剪裁、改写。

时略，意发神符，河汉莫际，且旁饬医学，绵理编简，涣汗如清庙奏人世，非所谓体物综闻真夫耶！才宏而能博求，意敏而能运远。广济陈子曰：闵冶庵先生彝鼎古物有如此，上禽昔人，下风来者，精采焕若于后世，其书诚千载矣。

广济眷弟陈奠国猷先别号洗庵题于赤矶之竹榴轩

凡 例

——是书编卷一十有二，草、木等分部一十有七，计药七百五十有奇。凡男、妇、小儿、内、外恒用之药，无不详备。其有名未用及采识未确者，概从删例。盖药以拯疴为要，不在矜博而骈奇也。

——是书以《纲目》① 为主，更搜前哲方论，补《纲目》之遗；采时贤方论，济《纲目》之美。务期理明词畅，举一通十，即病之六淫、七情，无不虚实了然，不仅作一药之筌蹄② 已也。

——《纲目》主治、发明，分人列叙，读者未免有歧路之惑。是书稿凡六易，冥悟廿年。每一药中定证标论，百川俱汇，虽意义原本于多人，融铸如出于一手，所谓拆旧屋，改新房，再经匠氏之斧斤，榱题③如故，气象则巍然④一新矣。

——凡论药明其当然，又须明其所以然，使见者如身入冰壶，内外莹彻，方为有益。是书每论一药，直穷到底，刻画精微。昔蒙晦者显白之，迂曲者引伸之，偏颇者驳正之，即不知医之人，亦可开卷洞明，而药之骨节珊珊矣。

——药之无毒者，不复赘书；药之有毒者，则书有毒以别

---

① 纲目：指《本草纲目》，明代李时珍著。52 卷，分 16 部、60 类，收载药物 1892 种。

② 筌蹄：筌，捕鱼竹器；蹄，捕兔网。后以"筌蹄"比喻达到目的的手段或工具。

③ 榱（cuī崔）题：亦作"榱提"。屋椽的端头。

④ 然：原作"肰"，"然"为"肰"之俗字。今多用"然"，故改。下同。

之。花、叶、枝、梗有裨于用者，仍附载之。独"人部"但取爪、发数件，不过蜕脱之类，其伤残肢体、性命，如天灵盖、红铅等项，一切痛芟①。昔陶隐居②著《别录》③，尚以损伤物命致干天谪，况敢于用人，其获谴当何如也。有人心者慎之。

——古人以食治病，食治不愈，然后命药；今人治病，不达此理，惟从事于药。然食为平人补养后天之本，气血资生之源，即病人邪去调理，尤为药治后劲。故并详载性味温凉，使世知所趋避焉。

——药之功用，在人灵心变化，不必尽拘古方，而因症因脉用药，古方即在其中。是书论中，古方间附一二，非录方也，借以发扬此药之用，证据此药之功，正补论之所未及详者。

康熙辛酉菊月④九日默堂主人自识

---

① 芟：本义为除草，引申为刈除、除去。

② 陶隐居：即陶弘景，字通明，因避讳，其名又作宏景，丹阳秣陵（今江苏句容）人，为南北朝时期著名医药学家。永明十年（492），辞官隐居句曲山（即茅山），号华阳隐居，人称陶隐居。

③ 别录：指《名医别录》，3 卷。原书早佚，梁·陶弘景撰注《神农本草经集注》时，将《名医别录》收入，使其基本内容保存下来。其佚文主要见于《证类本草》《本草纲目》等书。

④ 菊月：农历九月的别称。菊花在农历九月间开放，故名。

目 录

卷之六

卷之十一

卷之一

草 部

人 参

味甘、苦，气微温，一云微寒。气味俱薄，浮而升，阳也；一云阳中微阴。生阴湿山谷。紫大稍扁，名紫团参，出潞州。白坚而圆，名白条参，出百济。黄润纤长，有须，名黄参，出辽东。上党、高丽参近紫体虚，新罗亚黄味薄，惟黄参第一。然荠苨、桔梗根与人参相似，但人参有心味甘，桔梗有心味苦，荠苨无心味甘为异，不可不辩。入心、肺经。茯苓为使，反藜芦，恶皂荚、黑豆，畏五灵脂。

主补五脏，安精神，健脉理中，生津止渴，除梦邪惊悸，补肺胃中阳气不足，泻心、肺、脾、胃中伏火，治肺痿、胸痰、呕哕、反胃、痎疟、痢疾、冷气逆上、心腹鼓痛、胸胁逆满、霍乱、泻痢、小便频数、淋沥、劳倦内伤、中风、中暑，又及一切血症、胎前产后、一切虚症、发热自汗。

按：人参，地下神草，肖似人形，上应摇光，称名君子，乃活人之至宝也。何后世视为畏药而不敢用，用亦不敢多乎？今考古人论用人参，以脉证为据者而详列之。仲景云：病人汗后、身热、亡血、脉沉迟者，下痢、身凉、脉微、血虚者，并加人参。诚有见于无阳则阴无以生，气旺则阴血自长也。东垣云：人参甘温，能补肺中元气，肺旺则四脏之气皆旺。又云：相火乘脾，身热而烦，气高而喘，头痛而渴，脉洪而大者，用黄柏佐人参。孙真人①云：夏月热伤元气，大汗大泄，欲成痿厥，服生脉散、肾沥汤三剂，则百病不生。海藏②云：肺寒可用，肺热伤肺。肺寒者，脉滞濡行迟，假参之力，通经活血，则元气发生。肺热者，气血激行，不可再加通迅以耗脾气。故凡脉浮而扎濡、虚大、迟缓无力，沉而迟涩、弱细、结代无力者，皆虚而不足，可用也。若弦长紧实、滑数有力者，皆火郁内实，不可用也。洁古③云：喘嗽勿用者，痰实气壅之喘也。若肾虚气短喘促者，必用也。仲景又谓肺寒而咳勿用者，寒束热邪，壅郁在肺之咳也。若自汗恶寒而咳者，必用也。东垣④云：久病郁热在肺勿用者，乃火郁于内，宜发不宜补也。若肺虚火旺、气短自汗者，必用也。丹溪⑤云：诸痛不可骤用者，乃邪气方锐，宜散不宜补也。若里虚吐利及久病胃弱、虚痛喜按者，必用也。节斋⑥云：阴虚火旺勿用者，乃血虚火亢，能食，脉弦而数，凉之则伤胃，温之则伤肺，不受补也。若自汗、气短、肢寒、肺虚，必用也。如此详审可、不可，思过半矣！大抵人参补虚，虚寒可用，虚热亦可用；气虚宜用，血虚亦宜用。虽阴虚火动、劳嗽吐血、病久元气虚甚者，但恐不能抵当其补，非不可补也。然贫者不能办，富者吝其值，往往用以分厘计，不知多则宣通，少则壅滞也。

---

① 孙真人：即孙思邈，世称孙真人或孙处士，又尊其为"药王"。唐代京兆华原（今陕西耀县）人。著有《千金要方》《千金翼方》。
② 海藏：即王好古，字进之，号海藏老人，元代赵州（今河南赵县）人。著有《医垒元戎》《此事难知》《汤液本草》《阴证略例》等著作。
③ 洁古：即张元素，字洁古，金代易水（今河北易县）人。著有《医学启源》《珍珠囊》《洁古家珍》等著作。
④ 东垣：即李杲，字明之，号东垣，金代真定（今河北正定）人。著有《脾胃论》《内外伤辨惑论》《兰室秘藏》等著作。
⑤ 丹溪：即朱丹溪，字彦修，号震亨，元代婺州义乌（今属浙江）人。因家乡有丹溪之水，故称丹溪先生。著有《局方发挥》《格致余论》《本草衍义补遗》等著作。
⑥ 节斋：即王纶，字汝言，号节斋，明代浙江慈溪人。著有《明医杂著》《本草集要》。

又以升麻引，则泻肺、脾中火邪，补上升之气；以茯苓引，则泻肾中火邪，补下焦元气；同黄芪，则助其补表；同白术，则助其补中；同地黄，则补肾。盖人参大气周流，无处不到，在用者斡旋之妙而已。

黄　芪

味甘，气微温。气薄味厚，可升可降，阴中阳也。有木芪、水芪、绵芪，惟绵芪茎长而软，出泌州绵上者为上品。入三焦、脾、肾、命门经。茯苓为使，恶龟甲、白藓皮。凡使：肺虚，古用蜜炙，不若易之以酒，更达表行滞。下虚，盐水炒。

主虚劳、自汗、盗汗、虚喘、肾衰耳聋、太阴疟疾，壮脾胃，泻肺火、心火，去虚热。一切痈疽久败，排脓止痛，大风癞疾、痔瘘、肠风、崩带、胎产前后诸病及月候不匀、小儿百病。

按：黄芪，甘温，纯阳，乃上中下、内外补虚之圣药。其补三焦，实卫气，与桂同功，特桂则通血脉，能破血而实卫气，芪则专于益也。同人参、甘草，能除燥热、肌热。盖脾胃一虚，肺气先绝，必用芪温肉分，益皮毛，实腠理，不令汗出，以益元气而补三焦也。生者亦能泻火。惟表邪旺者忌用，恐反助邪气；阴虚者少用，恐太升气于表，则内愈虚耗。

白　术

味甘、苦，气温。味厚气薄，可升可降，阳中阴也。浙术，俗呼云头，由粪力滋长，力薄。歙术，俗呼狗头，产深谷，虽瘦小，得土气，力盛。入小肠、心、脾、胃、肾、肝六经。防风、地榆为使，忌桃、李、菘菜、雀肉、青鱼。凡使：米泔水浸之，借谷气和脾；壁土炒之，窃其气助脾；嫌其燥，以蜜水炒之；嫌其滞，以酒炒之。生用泻胃火，尤豁痰、散血、燥湿、利水，人所不知。

主大风、风眩、头痛、目泪出、脾胃虚弱、痰水、痞气、宿滞、心腹胀满、腹中冷痛、皮间风水结肿、风寒湿痹、死肌，利腰脐间血及自汗、霍乱、泻痢、冷气、痃癖癥瘕、食则呕、胃脘痛，安胎，利小便。

按：白术味甘性温，得中宫冲和之气，故补脾胃之药更无出其右者。土旺则能健运，故四肢困倦、嗜卧不开目、不思饮食者，食停滞者，有痞积者，皆用之也。土旺则能胜湿，故患痰饮者、肿满者、湿痹者皆赖之也。土旺则清气善升而精微上奉，浊气善降而糟粕下输，故吐泻者不可阙也。《别录》以为利腰脐间血者，因脾胃统摄一身之血，而腰脐乃其分野，藉其养正之力，而瘀血不敢稽留矣。张元素谓其生津止渴者，湿去而气得周流，而津液生矣。谓其消痰者，脾无湿则痰自不生也。安胎者，除胃中热也。又，上、中、下，在气主气，在血主血，无汗则发，有汗则止，与黄芪同功。

苍 术

味苦、辛，气温燥。阴中阳也，可升可降。出茅山者第一。入脾、胃、肺、大小肠经。使、忌同白术。凡使：以糯米泔浸二三日，去油及土、粗皮；亦有用脂麻①同炒，以制其燥者。

主除湿，发汗，平胃，安脾，消谷，解诸郁、痃癖癥瘕、岚瘴温疟、心腹胀痛、水肿胀满、霍乱、冷痢、痉、疸、风寒湿痹、死肌、湿痰留饮、挟瘀成窠及脾湿下流浊沥。

按：苍术，宽中发汗，功胜白术；补中除湿，力则不及。大抵卑监②之土，宜白术以培之；敦阜③之土，宜苍术以平之耳。其解痰、火、湿、食、气、血六郁者，皆因传化失常，不得升降，病在中焦，

---

① 脂麻：又名胡麻、芝麻、油麻。
② 卑监：五运主岁之中，土运不及之名称。卑下自守、不能周遍于四方之义。
③ 敦阜：五运主岁之中，土运太过之名称。敦厚阜高之义。

将欲升之，必先降之，将欲降之，必先升之，故苍术为胃脾要药，能上行发谷气，径入诸经，疏泄胃湿，通行敛涩。佐以香附，能快阴中之气，而下气又速，一升一降，自郁散而平矣。若脾精不禁，小便浊淋不止、腰背酸疼，宜用以敛脾精，精生于谷故也。然入平胃散，去中焦湿，而平胃中有余之气；入葱白、麻黄之类，则散肉分至皮表之邪；以黄柏、牛膝、石膏引之下行，则祛下焦之湿。惟血虚怯弱，及七情气闷者，慎用。恐耗气血，燥津液，虚火动，而痞闷愈甚也。

当　归

味甘、辛，气微温。可升可降，阳也，阳中微阴。生秦蜀，以黄白、气香、肥润为上品。一说，秦归力刚，可攻；川归力柔，堪补。入心、肝、脾三经。畏生姜、菖蒲、海藻，恶湿面。凡使：去芦；行表，酒洗；行上，酒渍一宿；血病，酒蒸；痰病，姜汁炒；吐血病，醋炒。

主虚劳寒热，润肠胃、筋骨、皮肤。温疟寒热，头目、心腹诸痛，下痢腹痛，齿痛，足下热而痛。冲脉为病，气逆里急。带脉为病，腹痛，腰溶溶如坐水中。咳逆上气，呕逆，中风，痉，汗不出，湿痹，女人诸血病，胎产前后病，痈疽排脓，止痛生肌。

按：当归能领昏乱之血，各归所当之经，故名当归。所入三经，以心主血、肝藏血、脾裹血也。头止血，身养血，尾破血。若全用，一破一止，亦和血也。诸病夜甚，尤为要药。成无己曰：脉者血之府，诸血皆属心。凡通脉者，必先补心益血，故仲景治手足厥寒、脉细欲绝者，用其苦温以助心血。海藏言其味辛散，乃血中气药，故能治咳逆上气，况有阴虚而阳无所附者，以血药补阴，则血和而气降矣。其用甚广，大抵皆随所引药为补泄也。泄泻者，禁用。

甘　草

味甘，气平。气薄味厚，可升可降，阴中阳也。生川陕，以大径寸而结紧断文者为佳，谓之粉草；其轻虚细小者，皆不及之。入足三阴经，一云通入手足十二经。术、苦参、干漆为使，恶远志，反大戟、芫花、甘遂、海藻，忌猪肉。凡使：长流水蘸湿，炙至热，刮去赤皮；补中，炙用；泻火，生用；下达，用梢；痈肿，用头。

主五脏六腑寒热邪气、肺痿吐脓血、五背生疽疮，解百药毒。

按：甘草，性能缓急，而又协和诸药，使之不争，热药得之缓其热，寒药得之缓其寒，寒热相杂者，用之得其平。仲景附子理中汤用之，恐其僭上也；调胃承气汤用之，恐其速下也；皆缓之之意。小柴胡汤有柴胡、黄芩之寒，人参、半夏之温，用之则有调和之意。建中汤用之，补中而缓脾急也。凤髓丹用之，缓肾急而生元气也，乃甘补之意。又，甘者，缓而壅气，非中满所宜，不知能引诸药直至满所，甘味入脾，归其所喜，此升降浮沉之理也。又，生用则气平，补脾胃不足，而大泻心火；炙之则气温，补三焦元气，而散表寒，除邪热，去咽痛，养阴血。凡心火乘脾，腹中急痛，腹皮急缩者，宜倍用之。大抵脾胃气有余，如心下满，及肿胀、呕吐、痢疾初作，皆不可用；下焦药亦少用，恐缓不能达；凡药俱少用，多则泥膈，且缓药力而少效。

生地黄

味甘、苦，气平、寒。气薄味厚，沉而降，阴也。生怀庆者，皮有疙瘩，力大。以水试，浮为天黄，半沉为人黄，沉者为地黄，最胜。入心、肾、胞络、肝、小肠经。得清酒、麦门冬良，恶贝母，畏芜荑，忌铜、铁器，犯之消肾白发，同萝葡、葱、蒜食耗血。凡使：生者，大寒；日干者，微寒；火干者，微温；姜汁浸，则不泥膈。

主补肾水真阴，劳瘦、骨蒸、日晡寒热，凉心火血热、五心潮热、心肺损吐血、肺热咳嗽、衄血、便血、溺血、目昏耳鸣，逐血痹，润大小肠，去胃中宿食、崩中、胎动、胎漏、跌折绝筋、牙痛欲脱。

按：生地黄，禀仲冬之气，故凉血有功，阴血赖养，新生瘀去，血受补则筋受荣，肾得之而骨强力壮矣。胎产、劳伤皆血之愆，血得其养，证因以痊。肾开窍于二阴，血主濡之，二便所以利也。湿热盛，则食不化，地黄去湿热，以安脾胃，宿滞乃消。掌中应心主，痿躄乃脾热，奉君主而清仓廪，两证可瘳矣。实脾药中用二三分，使脾家永不受邪。大抵病人虚而多热者，宜用以滋阴退阳，虚寒禁用。

熟地黄

味甘、微苦，气微温。味厚气薄，阴中微阳，沉也。入心、肾、肝经。畏、忌同生。凡使：以酒、姜汁、砂仁拌匀，九蒸九晒用。

主滋肾益精，补五脏内伤不足，填骨髓，长肌肉，去脐腹急痛，病后胫股酸痛、坐而起目䀮䀮无所见、女子伤中胞漏、经候不调、胎产百病。

按：熟地黄为补血上剂。男子多阴虚宜熟，女子多血热宜生。生地黄能生精血，天门冬引入所生之处；熟地黄能补精血，麦门冬引入所补之处。八味丸以之为首，天①一所生之源也。四物疗藏血之脏，以之为君，癸乙同归一治也。脐下痛，属肾经，非熟地不能除，乃通肾之要药也。尺脉微者，佐以桂、附，则填精补髓；尺脉旺者，佐以知、柏，则滋阴降火。若痰多气郁人，恐窒碍胸膈，当斟酌用之。

天门冬

味苦、甘，气平、大寒。气薄味厚，阳中之阴。生各处。

---

① 天：原作"夫"，形近而误，据《本草纲目·草部·第十六卷》改。

根白或黄紫，大如手指，圆实，长三二寸者为佳。入肺、肾经气分。地黄、贝母为使，制雄黄、硇砂。凡使：去皮、心。

主泻肺热，止嗽定喘，肺痿、肺痈、血热吐衄、消渴烦热、肺津燥结为癥瘕积聚，又通肾气，补五劳七伤。

按：天、麦二冬，并入手太阴，驱烦解渴，止嗽消痰。而麦冬兼行手少阴，清心降火，使肺不犯邪，故止嗽立效；天冬兼入足少阴，滋肾助元，全其母气，故清痰殊功。盖肾主津液，燥则凝而为痰，得润剂则化，所谓治痰之本也。若血热侵肺，上气喘促，宜加人参、黄芪为主，则功以相须而成。大抵苦泄滞血，甘助元气，寒去肺热之功为多。但专泄而不专收，中寒肠滑人禁服。

麦门冬

味甘、微苦，气平、微寒。阳中微阴。生各处。根黄白色，有须如连珠形。吴地者胜。入肺、心经。地黄、车前子为使，恶款冬花，畏苦参，伏石钟乳。凡使：去心；行经，酒浸。

主肺中伏火、咳嗽、烦渴、血热妄行、肺痿吐脓、心热神昏及心下支满、虚劳客热、口干燥渴、羸瘦、短气、身重、目黄、女子经枯、乳闭。

按：麦门冬，凉而能补，补而不泥，凡伤寒劳复与夫温热病及杂病，阴不济阳而烦热燥渴者，用之以生津液，濡枯而退热，最有奇功。又与地黄、阿胶、麻仁同为润经益血、复脉通心之剂。与人参、五味为生脉散。以人参之甘寒，泻热火而益元气；五味子之酸温，泻丙火而补庚金；麦门冬之苦寒，滋燥金而清水源。天元真气得补，而脉自生矣。余与天门冬同。

牡丹皮

味辛，气寒。阴中微阳。种莳①者力微；单瓣红白花者，

---

① 莳：栽种，种植。

其根入药最胜。入心胞络、肾经。畏贝母、大黄、菟丝子，忌蒜、胡荽，伏砒。凡使：铜刀去骨，酒拌蒸，日干用。赤花者利，白花者补。

主和血，生血，凉血，血中伏火、瘀血留舍肠胃、扑损瘀血、血沥腰痛、无汗骨蒸、中风瘈疭、惊痫、时气头痛，痈疮排脓止痛，下部生疮成洞，下月水、胎胞。

按：牡丹皮，入包络、肾经，治无汗骨蒸，与地骨皮入肾、三焦经，治有汗骨蒸稍异。神不足者心，志不足者肾，故肾气丸用之。又治肠胃积血及吐血、衄血，故犀角地黄汤用之。若血分伏火，即心与包络、肝、肾之相火也，世但治以知、柏，而不知牡丹皮之功更胜。但妇人血崩及经行过期不净，并忌与行血药同用。

何首乌

味甘、苦、涩，气微温。生各处。春生苗，叶尖长相对，藤蔓延竹木、墙垣间，夜交合相联，昼分开各植。有二种，雌者淡白，雄者浅红，雌雄并用方效。肝、肾经药。茯苓为使，忌猪血、铁器、无鳞鱼。凡使：竹刀刮去黑皮，米泔浸一宿，晒干，捣碎，黑豆拌，九蒸九晒用。

主益血气，黑髭发，长筋骨，补精髓，头面风疮、瘰疬、痈肿、五痔、肠风、产后及带下诸疾。

按：何首乌，白者入气分，赤者入血分。肾主闭藏，肝主疏泄，此物气温、味苦涩，苦补肾，温补肝，涩能收敛精气，所以能养血益肝、固精益肾。不寒不燥，功在地黄、天门冬之上。盖气血和则诸疾不生矣。

远　志

味苦，气温。生山东、河、陕。有二种，小叶者花白，大叶者花红，四月采根。入肾经气分。得茯苓、葵子良，畏珍珠、藜芦。凡使：甘草水浸一宿，去心，日干用。

主健忘，惊悸，明目，聪耳，胸痹，喉痹，脑风头痛，奔豚，咳逆，长一切痈疽肌肉。

按：远志，功专于强志益精。盖精与志皆肾经所藏，肾藏精，精舍①志，人盛怒而不止则伤志，志伤则善忘，腰脊不可俯仰屈伸，毛悴色夭。《内经》云：善忘者，上气不足，下气有余。肠胃实而心肺虚，虚则营卫留于下，久之不以时上，故善忘。是远志肾经药，非心经药也，明矣。其治痈疽，亦补肾之力耳。

川　芎附：马衔、京芎、台芎、抚芎②

味辛，气温。气厚味薄，浮而升，阳也。名马衔者，生庐州，可含止齿血。京芎，生陕西，可疗偏头疼。台州芎，散风去湿。抚州芎，开郁宽胸。若入药，惟生川蜀名雀脑者为优。乃三焦、胆引经药，入心胞、肝经气分。白芷为使，畏黄连，得细辛止金疮痛，得牡蛎疗头风吐逆。凡使：水洗，略炒。

主一切风，一切气，一切血，及脑风头痛，面上游风，目泪，多涕唾，忽忽如醉。除湿止泻，行气开郁，去瘀生新，调经种子，排脓长肉。

按：川芎，上行头目，下行血海，故清神及四物汤皆用之。能散肝经之风，治少阳、厥阴头痛及血虚头痛之圣药也。如不愈，各加引经药：太阳羌活，阳明白芷，少阳柴胡，太阴苍术，厥阴吴茱萸，少阴细辛。治湿泻，加川芎、麦芽，其应如响。血痢已通而痛不止者，乃阴亏气郁，加川芎佐诸药，气行血调，其痛立止。痈疽、诸疮肿痛多用之者，以其入心散火邪也。心腹坚痛、诸寒冷气、疝气多用之

① 舍：原作"合"，据《灵枢·本神》及《本草纲目·草部·第十二卷》改。

② 附……抚芎：据目录补。

者，亦以其入心，助行气血而邪自散也。古人谓为血中气药，信哉！骨蒸多汗及气弱之人，不可久服，令真气走散，而阴愈虚。又，郁在中焦，须抚芎开提清阳之气，气升则郁自降。故抚芎总解诸郁，直达三焦，为通阴阳气血之使，此抚所以异于川也。

芍　药 附：赤芍药、白芍药①

味酸、苦，气平、微寒。可升可降，阴也。生山谷。单叶者根实，有力；家园茂盛者根虚，力轻。入肝、脾血分，为肺、脾行经药。乌药、没药、雷丸为使，恶石斛、芒硝，畏硝石、鳖甲、小蓟及藜芦。凡使：酒炒；入女人血药，醋炒；治后重，不炒。

主脾虚中满，心下痞，胁下痛，善噫，肺急胀逆，喘咳，血虚腹痛，水泻，下痢腹痛后重，时行寒热，太阳鼽衄，目涩，肝血不足，一切胎前诸疾，白所治也；血痹，坚积疝瘕，目赤，肠风泻血，月闭，痈肿，发背，痔瘘，疮疥，赤所治也。

按：芍药，白者益脾，能于土中泻木；赤者散邪，能行血中之滞。盖白入脾经血分，能泻肝补脾，而赤则专入肝家血分，而一于破散者也。故中满诸症，或脾虚自病，或脾病而流入别经，白芍健补中州，收敛犯脾之肝邪，宜诸症自除。若腹痛，亦脾虚而恶邪客之，脾补则中气自和，邪不能留，然止能治血虚腹痛，余腹痛不治，以其无温散之功也。产后忌用者，产后肝血已虚，不禁再泻，且酸寒能伐生发之气，必不得已，须桂、酒炒之。大抵佐以柴胡、牡丹皮、山栀，则泻火而除热燥；佐以生姜、肉桂、干姜，则温经而散寒湿。夏月腹痛加芩，恶寒则加桂，恶热则加黄柏，同参、术则补中气，同川芎则泻肝，同地黄则补阴血。至血痹诸症，或血凝为病，或血热为祟，肝

① 附……芍药：据目录补。

主血，赤芍入肝，散之凉之，又何不瘳之有？但血虚冷而中寒者，俱不可用也。

五味子

味酸、咸、辛、苦、甘，气温。气轻味厚，降也，阳中微阴。南北皆有。风寒咳嗽宜南，虚损劳伤宜北。入肺经气分、肾经血分。苁蓉为使，恶萎蕤，胜乌头。凡使：宜捣碎入煎，则五味具；补药，捣碎蜜蒸用；嗽药，生用。

主暖水脏，强阴益精，喘咳，燥嗽上气，止渴，止泻，敛汗，明目，奔豚冷气，水肿，心腹气胀，止呕逆，生阴中肌。

按：五味子，上滋肺，下补肾，中和脾，乃生津之要药。有服之反致虚热者，邪气未散，收补太骤也。有痰佐以半夏，喘佐以阿胶，但分两少不同耳。又，黄昏嗽，乃火气浮入肺中，不宜用凉药，宜五味子、五倍子敛而降之。若痧疹初发，一切停饮，肝气、肺热应用黄芩泻热者，皆禁用。

石菖蒲

味辛、苦，气温。取生水石间，剑脊、瘦根，一寸九节者。若生池泽，肥大节疏，勿用。入心、脾经。秦艽、秦皮为使，恶麻黄，忌饴糖、羊肉，犯铁器，令人吐逆。凡使：铜刀刮去黑硬节一重，以嫩桑条拌蒸，日干用。其泥菖、夏菖，形黑味腥，不可用。

主开心孔，通九窍，咳逆上气，心腹冷痛，霍乱转筋，心积伏梁，风寒湿痹，出声音，罨①耳痛，祛鬼气，妇人血海冷败，安胎漏，杀诸虫，疗恶疮、疥癣。

按：菖蒲辛芳，故九窍之疾可通；苦温燥湿辟寒，故痹疮之疾可

---

① 罨（ǎn）：覆盖。

治。然辛芳太甚，年壮心孔昏塞者用之得宜，若心劳神耗者少用。士瀛①云：下痢噤口，虽是脾虚，亦热气闭隔心胸所致，俗用木香失之温，山药失之闭，惟参苓白术散加石菖蒲，粳米饮调下，或用参、苓、石莲肉，少入菖蒲服之，胃次一开，自然思食，亦取其通窍也。

续　断

味苦、辛，气微温。生川、陕。茎方，叶似苎，对生，根状如鸡脚，节节断，皮黄皱，折之有烟尘起者为真。入肝、肾经。地黄为使，恶雷丸。凡使：横锉，去向里硬筋，酒浸一宿用。

主补五劳七伤，泄精，尿血，小便数，腰疼脚软，关节缓急，癥结，瘀血，肿毒，乳痈，瘰疬，金疮，胎产，崩带，跌扑损伤。

按：续断能行血，又能止血，宣中有补。治血痢以平胃散五钱，续断壹钱贰分，煎服，必效。

蒺　藜附：白蒺藜、刺蒺藜②

有二种：一种同州沙苑白蒺藜，形如羊肾，圆而细，色如绿豆，嚼之作豆腥气，味甘，气温；一种秦州刺蒺藜，布地而生，结芒刺，味苦、辛，气微温。入肝、肾经。乌头为使。凡使：炒，去刺，酒蒸用。

主恶血，癥结积聚，喉痹，身体风痒，头痛，目赤生翳，痈肿，催生，堕胎，发乳，带下，刺所治也。咳逆伤肺，肺痿，水脏冷，遗沥，泄精，溺血，白所治也。

---

① 士瀛：即杨士瀛，字登父，号仁斋。南宋侯官（今福建福州市）人。著有《伤寒类书活人总括》《仁斋直指方论》《仁斋小儿方论》《医学真经》《察脉总括》等。

② 附……蒺藜：据目录补。

按：刺蒺藜，感地中阳气所生，入肝而主血主风，故治恶血诸疾。白蒺藜，感马精所生，入肾益精，故治咳逆诸症。亦各从其类也。

石 斛

味甘，气平。阴中之阳，降也。生各处。取石上生者，折之有肉，中实，或以物盛挂屋下，频浇以水，经年不死。若栎木上生者，折之如麦秆，中虚，不可用也。脾、胃、心、肾、命门药。恶巴豆、凝水石，畏僵蚕、雷丸。凡使：去根、头，酒浸，蒸，焙干用。

主补内绝不足，平胃气，暖水脏，除脚膝疼、骨中久冷，逐皮肌风痹，痈疽排脓。入姜，水煎代茶，甚清肺补脾。

按：石斛，助肾不伤于热，平胃不伤于燥，中和之品也。

牛 膝

味苦、酸，气平。生怀庆。茎方有节，叶对生，似苋，叶长而尖，大者为雄，青细者为雌，以雄为胜，各处土①牛膝不堪用。助十二经脉。恶龟甲，畏白前，忌牛肉。凡使：去头、芦，酒浸；下行，生用。

主病：见论。

按：牛膝能引诸药下行，筋骨痛风在下者加用之，上焦药中勿用。大抵得酒则能补肝肾，生用则能去恶血。其治腰膝骨痛、足痿、阴消失溺、久疟、伤中少气诸病，是取其补肝肾也。其治癥瘕、心腹诸痛、痈肿恶疮、金疮折伤、喉齿、淋痛、尿血、经候胎产诸病，是取其去恶血也。

---

① 土：原作"上"，形近而误，据《本草纲目·草部·第十六卷》改。

香附子

味苦、甘，气微寒。气厚于味，阳中阴也。交州者，大如枣。近道者，根如筯①头大；叶似三棱，根若附子，多毛，气香。入肝、三焦经，能兼行十二经气分。得乌药良。凡使：用秆火烧去毛，入石臼捣净，忌铁器；气病，略炒；血病，酒煮；痰病，姜汁煮；下虚，盐水煮；血虚有火，童便煮；积聚，醋浸炒。生则上行胸膈，外达皮肤；熟则下走肝肾，外彻腰足。

主利三焦，解六郁，消痰食，散风寒，行血气，止诸痛，霍乱吐泻，脚气，肾气，膀胱冷气，痃癖疮疡，崩漏带下，月候不调，胎前产后，多怒多忧百病。

按：香附治膀胱、两胁气妨，心忪②少气，是能益气，乃血中之气药也。治崩漏，是能益气而止血也。逐瘀血，是推陈也。正如巴豆治大便不通，而又止泄泻同意。得参、术，则补气。得归、地，则补血。得木香，则流滞和中。得檀香，则理气醒脾。得沉香，则升降诸气。得川芎、苍术，则总解诸郁。得栀子、黄芩，则能降火热。得茯神，则交济心肾。得茴香、破故纸，则引气归元。得厚朴、半夏，则决壅消胀。得紫苏、葱白，则解散外邪。得三棱、莪茂，则消磨积块。得艾叶，则治血气、暖子宫。诚气病之总司，女科之主帅也。俗云耗气，其说大非。若月事先期者，法当凉血，又不可误犯。

附　子

味辛、甘，气温、大热。可升可降，阳中之阳。有大毒。蜀之棉州人种莳而生，须择顶圆正、节角少、色花白、重一两

---

① 筯：筷子。原作"筋"，形近而误，据《本草纲目·草部·第十四卷》改。

② 忪（zhōng 中）：怔忪，惊惧。

者。本心胞、三焦、命门药。恶蜈蚣，畏防风、黑豆、绿豆、甘草、人参、乌韭、童便、犀角，忌豉汁。得蜀椒、食盐，下达命门。凡使：去皮、尖并脐，以童便浸软切片，用生姜片分夹，外用面包，灰火炮，闻姜香为度；如外黄内白，劣性尚存，再薄切炒，令表里皆黄，仍童便浸少许时，取用。又，陶氏制法：去皮、脐，姜汁、盐水各半瓯①，入砂锅紧煮七沸，次用甘草、黄连各半两，加童便缓煮一时，埋地下一日夜，曝干用。

主脏腑沉寒，三阴厥逆，除脾湿，补下焦阳虚，胃寒蛔动，督脉为病脊强而厥，伤寒阴毒，寒疝，中寒，中风，风寒咳逆，寒湿痿躄，腰脊膝痛，脚痛，霍乱转筋，暴泄脱阳，脾泄，喉痹，寒疟，瘴气，呕哕，翻噎，破癥瘕积聚，痈疽不敛，久漏冷疮，慢惊，通月水。

按：附子，浮、中、沉无所不至，能引补气药行十二经，追复散失之元阳；引补血药入血分，滋养不足之真阴；引发散药开腠理，驱逐在表之风寒；引温暖药直达下焦，祛在里之冷湿。又须知热因寒用之法，热药冷饮，下咽之后，冷体既消，热性自发，而拒格之患免矣。又须知急用之法，伤寒直中三阴，或过服寒药变阴，或杂病中寒，外虽显有假热之症，但脉沉细无力，急须用之，若迟疑日久，阴极阳竭，用亦无及矣。然附子有斩关夺命之能，性但走而不守，得干姜则热而守也；补药多滞，少加附子引导，则不滞也。用者见确心灵，百发百中矣。

附：乌头　即附子母。主助阳退阴，功同附子而稍缓。

附：乌头附子尖　主为末，茶服半钱，吐风痰癫痫。

按：乌头、附子用尖，取其锐气，直达病所尔。

① 瓯：小碗，杯。

天雄

味辛，气温。有大毒。比附子而形长，须取重两半、有象眼者。远志为使。凡使：同附子。

主大风，头面风，寒湿痹，历节疼痛，背脊伛偻，胸膈痰水，气喘促急。余同乌、附。

按：天雄、乌、附皆补下焦命门之药，补下亦以益上，故头面主之。若上焦阳虚，即属心肺之分，当用参、芪矣。且乌、附、天雄之尖，皆向下生，其气下行可知。

肉苁蓉

味甘、咸，气微温。生陕西。取肉厚而紧者佳。肾经血分药，亦入心、肾、命门。凡使：酒浸，刮去浮甲及心中白膜，如竹丝草样，不尔，令人上气不散；或酒蒸、酥炙用。忌铁器。须防嫩松梢盐润伪充。

主五劳七伤，除茎中寒热痛，暖腰膝，祛膀胱邪气，起阳事，女子绝阴不孕、崩中、带下、阴痛。

按：肉苁蓉，性温，为浊中之浊，补命门相火。丹溪云：属土①而有水与火，能峻补精血，骤多用之，反滑大便。好古②云：服以治肾必妨心。皆虑其力之猛也。

巴戟天

味辛、甘，气微温。生蜀者良。须防山蓳根假充。肾经血分药。覆盆子为使，恶丹参。凡使：盐水煮，去心用。

主补血海，起阴痿，止梦泄，小腹及阴中相引痛、头面游风、水胀、脚气。

---

① 土：原缺，据《本草衍义补遗》补。
② 好古：即王好古。

按：巴戟天，滋长元阳，为肾虚要药。其兼散邪者，亦根本既固，水升火降，何邪之敢入？何邪之敢留耶？惟命门火旺者忌之。

胡芦巴①

味苦，气大温。纯阳。生诸番，盖其国芦菔子也；岭南亦种。入命门药。凡使：水淘净，酒浸一宿，日干，蒸熟或炒用。

主肾虚冷、腹胁胀满、面色青黑，同附子、硫黄用。膀胱气上下走痛，同茴香、桃仁用。

按：胡芦巴，气温，纯阳。凡元阳不足，冷气潜伏，不能归元者，不可缺也。

琐　阳②

味甘③，气温。生陕西。琐，数也，服之阳数举，故名。入肾经。凡使：酒润，焙用。

主补阴气，益精血，治腰膝痿弱。虚人大便燥结者，啖之可代苁蓉。

覆盆子

味甘、酸，气平。生各处。牵藤而生，外如荔枝，大如樱桃，软红而黯；若鲜红者，则树生之悬钩也，功亦不同。入肾经。凡使：捣作薄饼，晒干，以酒拌蒸用。

主益肾脏，缩小便。

按：覆盆子，强肾无燥热之偏，固精无凝滞之患，补益与桑椹相同。

---

① 胡芦巴：即葫芦巴。下同。
② 琐阳：即锁阳。下同。
③ 甘：原缺，据《本草纲目·草部·第十二卷》补。

仙　茅

味甘、辛，气温。有毒。生浙、蜀。根独、茎直，旁附细根，内肉黄白、多涎，外皮粗、褐色，八月采。入心包、肝经。凡使：竹刀刮切，糯米泔浸去赤汁，酒拌蒸，或乌豆水浸一宿，亦可。

主一切风气，暖腰脚，益阳道，补三焦、命门，及心腹冷气不能食。

按：仙茅，甘能养肉，辛能养肺，苦能养气，咸能养骨，滑能养肤，酸能养筋，宜和苦酒服之自效。惟阳弱精寒、禀赋素怯者宜之。否则，反动相火，而成大害。

淫羊藿

味辛，气温。三枝九叶，凌冬不凋，以生处不闻水声者佳。胃、大肠、三焦、命门药。山药为使，得酒良。

主阴痿绝伤，茎中痛，女子绝阴无子，老年昏耄，中年健忘，一切冷风劳气，筋骨拘挛，四肢不仁，瘰疬，赤痈，下部疮，洗之出虫。

按：淫羊藿，甘温益阳气，辛则走而能补，同白蒺藜、枸杞、苁蓉、五味、牛膝、山茱萸为补真阳妙剂。

菟丝子

味辛、甘，气平。生近道，冤句者胜。夏生苗，初如细丝遍地，不能自起，得他草梗则缠绕而生，结子不甚分明，如碎黍米粒。又，色黄、细者，名赤纲；色浅、大者，名菟蔂。功力俱同。入肾经。山药、松脂为使，得酒良。凡使：水淘洗，去沙土，次以酒浸二三日，杵烂，捏成薄饼，日干，研末。

主强阴，坚筋，腰疼，膝冷，茎中寒，精自出，溺有余沥，口苦燥渴，寒血为积，补肝脏风虚，久服明目。

按：菟丝子，中和，凝正阳之气而结者也。五味之中，惟辛通四气，复兼四味。经曰：肾苦燥，急食辛以润之。菟丝子之属是也。与辛香燥热之辛迥别，功多于北方，故为固精首剂。

蛇床子

味苦、辛、甘，气平。入命门、三焦经气分。恶牡丹皮、巴豆、贝母。凡使：入洗汤，生用；入丸散，以布包挼去皮壳，取净仁，微炒用。

主四肢顽痹，浴男子阴，去风冷，益阳事，缩小便，去阴汗、湿癣，妇人子脏冷，阴中肿痛，赤白带下，煎汤浴大风身痒。

按：蛇床子，苦除湿，温散寒，辛润肾，甘益脾，主男妇一切虚寒湿所生之病，世贱而不用何也？

狗 脊

味苦、甘，气平、微温。生各处。叶小而圆，有赤脉，节疏茎大，直上，有刺，根凸凹尨茋①，如羊角强。一种黑色，一种有金黄毛。俱入肾经。萆薢为使。凡使：火燎去须，酒炒用。

主肾气虚弱，风寒湿痹，腰膝软弱，骨节作痛，老人失溺不节，女子伤中，关节重，淋露少气。

按：狗脊，苦燥湿，甘益血，温养气，诸病皆肾虚所致，肾之气血得补，故筋骨之病自愈。又入膀胱治湿，故又主周痹、女子诸病。

益母子

味辛、甘，气微温。春初生苗，如嫩松，茎方，叶如艾而

---

① 尨茋（lóngcōng）：楂桠貌。

背青，有尖歧，节节生穗，丛簇抱茎，四五月有红花、有白花二种，每萼内有子四粒，三棱，褐色。心胞络、肝经药。凡使：微炒，舂，簸去壳，取仁用。

主补中益气，明目，益精，养肝，益心，止渴，润肺，疗血逆、大热、头痛、心烦，女人胎产调经。

按：益母子，活血顺气，有补阴之功，故名益母。服此则胎前无滞，产后无虚，以其辛散兼润，行中有补也。时珍曰：予以之同四物、香附诸药，治女人诸病，获效甚多。盖包络生血，肝藏血，此物能活血补阴，故益精调经也。东垣言瞳子散大者禁用，为其辛温主散，能助火也。当归虽辛温，而兼苦甘能和血，故不禁之。予谓目得血而能视，茺蔚子行血甚捷，瞳子散大，血不足也，故禁之，非助火也；血滞病目则宜之，故曰明目。

黄　精

味甘，气平。生山谷。叶似竹而不尖，对节而生，根横行，如嫩生姜而黄色，四月开青白花，如小豆花，子白如黍粒，八月采。世云黄精与钩吻相似，不知钩吻蔓生，叶如柿叶，殊非此类。

主补脾胃，润心肺，除风湿，耐寒暑，助筋骨。

按：黄精，受戊己之淳气，故为补黄宫之胜品。土者，万物之母，母得其养，则水火既济，木金交合，诸邪自去，百病不生，若用治病则非所急也。

卷之二

草　部

缩砂仁

味辛，气温。浮也，阳也。生南地。一团八隔，粒如草豆蔻微小，形如砂，微黑色。入肺、脾、胃、大小肠、膀胱、肾七经。凡使：慢火炒，刮去皮，取仁，捣碎用。

主暖胃，消化酒食，心腹中虚冷痛，霍乱转筋，呕吐，水泻，赤白痢，休息痢，气痢，肾积奔豚，脾胃气结滞不散，寒饮胀痞，噎膈，咽喉、口齿浮热，胎动腹痛。

按：缩砂属土，味辛气烈，故能醒脾胃结滞之气。又引诸药归宿丹田，和合五脏冲和之气。又，辛润肾燥，同地黄蒸用，取其达下，但病由火热，非属寒气者，不宜服。

肉豆蔻

味辛，气温。生岭南。似草豆蔻而圆小，皮紫紧薄，油色、肥实者佳。入胃、大肠经。凡使：糯米粉裹，入糠火煨熟，去粉用。勿犯铁器。

主温中，消食，下气，脾胃虚冷，冷热虚泄，心腹胀痛，霍乱，痰饮呕沫，心腹虫痛，赤白痢，中恶，鬼气，小儿伤乳泄泻。

按：肉豆蔻，理脾胃，治吐利，土喜暖而爱芳香也。下气者，脾得补而善运化，气自下化，非若陈皮、香附之快泄。其肠胃有热，胃火齿痛，滞下初起，均忌。

白豆蔻

味辛，气大温。味薄气厚，轻清而升，阳也。生广南。草形如芭蕉，叶似良姜，子圆，大如牵牛子，壳白厚，仁如砂仁。入肺、胃经。凡使：去皮，炒用。

主散肺中滞气、积冷气，止吐逆反胃，消谷下气，疟疾寒热，白睛翳膜，解酒毒。

按：白豆蔻别有清高之气，散胃中冷滞，益膈上元阳，能消能磨，流行三焦，营卫一转，诸症自平。但病不因寒者，忌之。

草豆蔻

味辛，气温、涩。阳也，浮也。生建宁，大如龙眼，形微长，皮黄薄而棱峭，仁如砂仁；生滇、广者，长大如诃子，皮黑厚而棱密，子粗而辛，臭如斑蝥气，俗云草果者，即此种也。入脾、胃经。凡使：面裹，糠火煨熟，去皮用。

主一切冷气，心腹痛，心胃痛，及呕吐，霍乱，瘴疠，寒疟，泄痢，反胃，痞满，痰饮积聚，去口臭气，杀鱼肉毒。

按：草豆蔻，辛能破滞，香能入脾，温能祛寒燥湿。寒客中焦，饮食不消，藉其清高之气，可与木瓜、乌梅、缩砂、益智、曲蘖、甘草、生姜同用。若热郁则不可用，恐积温成热，而伤肺损目也。

益智仁

味辛，气温。生广南。皮白、核黑而小者佳。入肺、脾，亦入肾经。凡使：去壳，取仁，研碎用。

主冷气腹痛，客寒犯胃，心气不足，梦泄，便沥，夜多小便，及人多唾。

按：益智仁，香燥而收敛，非专于开通者也。古人进食药中，用于土中益火。在集香丸则入肺，在四君子汤则入脾，在大凤髓丹则入肾，三脏互有子母相关之义。多服亦耗神气。

荜 茇

味辛，气大温。浮也，阳也。生波斯、岭南竹木内。苗作丛，高三四尺，叶青圆，阔二三寸，面光而厚，三月开白花，七月结子如小指大，长二寸许，青黑色，如桑堪而长。入胃、大肠经。凡使：去挺用头，醋浸一宿，焙干，铜刀刮去皮粟子令净，免伤肺上气。

主温中下气、痰饮呕逆、醋心、偏头痛、牙痛、鼻渊、气痢，补腰脚，治阴疝。

按：荜茇，走肠胃，冷气呕吐，心腹满痛者，宜之。得诃子、人参、桂心、干姜，治脏腑虚冷肠鸣，神效。多服，走真气，令人肠虚下重。

高良姜

一名红豆蔻，味辛、苦，气大温。纯阳，浮也。生高良州。春生茎叶如姜，形细小而紧。入脾、胃经。凡使：炒用。

主胃中冷，霍乱，腹痛，恶心，呕清水，泻痢，反胃，瘴疟。

按：高良姜，辛热纯阳，治病取其暖胃温中、散寒祛冷之功也。与香附成末，治心口一点痛尤妙。

骨碎补

味苦，气温。生山谷石上者良。入肾经。凡使：铜刀刮去黄赤毛，细切，蜜拌润，蒸晒；急用，焙干。

主破血、止血，补伤折骨碎，疗骨中毒气、血风疼痛、肾虚齿痛、耳鸣、久泄，亦入妇人血气药。

按：骨碎补得阴气为多，所治诸症，皆入肾强骨之功。但不宜与风燥药同用。

补骨脂

味辛，气大温。生广南。子圆扁而绿。入心包络经。凡使：酒微炒；止泄，面炒；补肾，麻子仁炒。

主五劳七伤，风虚冷，腹中冷，腰疼，膝冷，肾冷，精流肾泄，囊湿，诸冷痹顽，止小便，及妇人血气，堕胎。

按：破故纸属火，收敛神明，能令心包之火与命门之火相通，故元阳坚固，骨髓充实，涩以治脱也。胡桃属木，润燥养血，血属阴，恶燥，故油以润之，佐以破故纸，有木火相生之妙。故语云：破故纸无胡桃，犹水母之无虾也。孙真人言补肾不若补脾，许叔微①言补脾不若补肾。肾气虚则阳气衰劣，不能熏蒸脾胃，脾胃气寒令人胸膈痞塞，不能进食，迟于运化，或腹胁虚胀，或呕吐痰涎，或肠鸣泄泻。济生②二神丸治脾胃虚寒泄泻，谓是釜中无火，用破故纸补肾，肉豆蔻补脾，加木香以顺气，使之斡旋空虚，仓廪自能受物，屡用取效，不可不知。

葳　蕤③

味甘、辛，气平。生各处。茎干与黄精相同，根横生，柔韧，大如指，长一二尺，色黄，多须。凡使：水洗，竹刀刮去皮，蜜水蒸，焙干用。

主风温自汗灼热，天行狂热，劳疟寒热，及虚劳客热，头痛，目痛，眦烂泪出，腰膝冷痛，茎中寒，风淫四末，风热

---

①　许叔微：字知可，南宋真州白沙（今江苏仪征）人。撰有《伤寒百证歌》《伤寒发微论》《伤寒九十论》《普济本事方》等。

②　济生：即《济生方》，又名《严氏济生方》，宋·严用和撰。

③　葳蕤：即葳蕤。下同。

湿毒。

按：萎蕤，禀清和之气，得稼穑之甘，故能滋益阴精，增长阳气。一切不足之症，用之可代人参，譬诸盛德之人，无往不利。奉议①用治风温，亦以其能去风热与湿也。

紫 菀

味苦、辛，气温。生各处。其生布地，花紫色，本有白毛，根甚柔细。入肺、胃经。款冬花为使，恶天雄、瞿麦、藁本，忌雷丸、远志，畏茵陈蒿。凡使：去芦，蜜水浸一宿，焙干用。

主肺积息贲，咳逆上气，唾脓血，胸中寒热结气，劳气虚热，痿蹶，小儿惊痫。

按：紫菀，苦入心，泄上炎之火；辛入肺，散结滞之气，行气养血，专治血痰，为血痨要药。

款冬花

味辛、甘，气温。阳也。生山、陕山谷水傍。叶大如葵，根下出花如菊，不顾冰雪，最先百草。入肺经。杏仁为使，得紫菀良，恶玄参、消石、皂荚，畏贝母、辛夷、麻黄、黄芪、黄芩、黄连、青箱子。凡使：去枝土，甘草水浸一宿用。

主咳逆痰喘，连连不绝，肺痿，肺痈，喉痹，惊痫，除烦，消痰，明目。

按：款冬花，凌冬不凋，性虽纯阳，却不燥热，故能轻扬上达至高之府，为温肺治嗽之要药。有以花烧烟，用管吸满口而咽之者。

夏枯草

味苦、辛，气寒。生各处。冬至后，叶对节生，有细齿，

---

① 奉议：即朱肱，字翼中，别号无求子、大隐翁等，北宋乌程（今浙江吴兴）人。因官至奉议郎，故又称朱奉议。撰有《南阳活人书》《内外二景图》《北山酒经》等。

茎微方，三四月作穗，长一二寸，穗中开淡紫小花，有细子四粒。入肝经。土瓜为使。

主寒热，瘰疬，结气，目珠夜疼。

按：夏枯草，至夏至阴生便枯，其性纯阳，有补养厥阴血脉之功，故虚而寒热者可退，气之结者可散，目夜痛而寒治不效者，立瘳也。

玄胡索

味辛、苦，气温。形似半夏，色黄。入脾、肺，又入肝经。凡使：炒用。

主善理气痛，心与小肠、肾、腰诸气痛，及膜外气块、腹中结块，活血调经，崩淋，落胎，扑损瘀血。

按：玄胡索能行血中气滞、气中血滞，故治一身上下气痛，乃治血化气要剂。往往独行多功，杂以他药便缓。若崩中淋露，利守不利走，非同大补气血药用不可。

木　香

味苦、辛，气温。味厚于气，降也，阴中阳也。出外番。形如枯骨，苦口粘牙者真。凡使：勿见火，水磨和服。

主心腹一切气，膀胱冷痛，呕逆，霍乱，泄泻，温疟，痢疾，九种心痛，消食积，女人血气刺心痛，安胎。

按：木香，三焦气分之药，能升降诸气。诸气膹郁，皆属于肺，故上焦气滞用之者，金郁则泄之也。中气不运，皆属于脾，故中焦气滞用之者，脾胃喜芳香也。大肠气滞则后重，膀胱气不化则癃淋，肝气郁则为痛，故下焦气滞用之者，乃塞者通之也。丹溪谓行肝气者，盖苦入心，辛入肺，心肺气调而肝家郁火自伏，便无攻冲拂逆之患，非肝气之自行也。肺虚有热及阴虚内热者，禁用。

萆薢

味苦、甘，气平。出江北各处。蔓生，苗叶似山药，茎有刺，根长、硬，似商陆而坚，取白实者胜。胃、肝经药。薏苡仁为使，畏大黄、柴胡、前胡。凡使：酒浸，或盐水炒用。

主膀胱有宿水，腰背痛强，腰脚瘫缓，阴痿，白浊，茎中痛，风寒湿周痹，恶疮不瘳，肠风痔漏。

按：萆薢，入肝祛风，故能理风与筋之病；入胃祛湿，故能理浊与疮之病。古人或称其摄溺之功，又称其逐水之效，盖肾为闭蛰封藏之本，肾气强旺，收摄得令，妄水自无容留之地。且善清胃家湿热，故能去浊分清。杨氏萆薢分清饮，正此意也。又，小便频数，便时茎内痛者，必大腑不通，水液只就小肠，大腑愈加燥竭，甚则身热心躁。此病或因酒色，或过食厚味，则腐物、瘀血之类随虚入于小肠，与淋涩之痛不同。宜萆薢一两，盐水炒，为末，煎服，使水道转入大肠，仍以葱汤频洗谷道，令气得通，则小便数与痛自减也。

土茯苓

味甘、淡，气平。生各处。蔓生如莼，茎有细点，叶不对生，如大竹叶，根若鸡子，连缀而生，色白者佳。入胃、肝经。忌茶，得川椒、皂角良。

主健脾胃，强筋骨，去风湿，利关节，止泄泻，治拘挛骨痛、恶疮、痈肿，解汞粉、银朱毒。

按：土茯苓，长于去湿，不能去热。脾湿去则荣卫从，筋脉柔，肌肉实，而拘挛、痈漏愈矣。如淫邪之人，多病杨梅疮，其症多属厥阴、阳明二经，而兼乎他经，邪之所在则先发出。如兼少阴、太阴则发于咽喉，兼太阳、少阳则发于头耳之类。医用轻粉劫剂，五七日即愈，毒气窜入经络、筋骨之间，遂成挛痛、痈肿瘤疾，惟土茯苓为二经本药，况当病久之后，热衰气耗，湿郁为多，用之未有不奏效者。

若初起肺热便闭，又不宜也。

甘菊花附：苦薏①

味甘、微苦，气平、寒。可升可降，阴中微阳。生山野间，味苦、茎青，名苦薏，勿用；宜家园、味甘、茎紫者。入肺、脾、肝、肾四经。桑根白皮为使。凡使：叶、根、茎并同。

主诸风头眩、脑骨疼痛、腰痛、湿痹，养目血，去翳膜，又主肝气不足。

按：菊花属金与水，能益金水两脏，补水所以制火，益金所以平木。木平则风熄，火降则热除。用治诸风头目，其旨深微。黄者，入金水阴分；白者，入金木阳分；红者，行妇人血分。

艾叶

味苦，气微温。可升可降，阳也。出蕲州者胜。入脾、肝、肾经。香附为使。凡使：煎宜新鲜，灸宜陈久。

主灸百病，温中，逐冷，除湿。止吐血、带下、霍乱转筋、痢后寒热，治心腹痛、鬼气、蛇虫、下部蠹疮，安胎，暖子宫。

按：艾叶，生温熟热，可取太阳真火，可回垂绝元阳，服之则走三阴而逐一切寒湿，灸之则透诸经而治百种病邪。艾附丸治心腹、少腹诸痛，调女人诸病。胶艾汤治虚痢及妊娠、产后下血，均有奇功。但诸病不由风寒者，忌之。

牛蒡子附：根、叶②

味辛，气平。阳中之阴，升也。生各处。叶似芋叶而长，实似葡萄核而褐色，壳类栗梂③多刺。入肺经。凡使：微妙，

---

① 附苦薏：据目录补。
② 附根叶：据目录补。
③ 梂：栎树的果实。

捣碎用。

主润肺，散气，利咽膈，去腰膝滞气、皮肤风湿瘾疹，消斑疹、丹毒，出痈疽头。

按：牛蒡子，通十二经，为散风、解毒、除热之要药。惟寒而滑泄者，勿用。

附：根、茎、叶 味苦，气寒。主蒸热①，疗伤寒寒热、汗出、中风面肿、消渴、热中，逐水。入盐少许，封疗肿，敷金疮。作浴汤，去皮间习习如虫行风。

金银花附：茎、叶②

味甘，气小寒。生附树墙，凌冬不凋，蔓藤多左缠，四月开花，初白久黄。入肺、脾经。

主诸肿毒、痈疽、疥癣、杨梅疮，兼治血痢、胀满、风湿气。

按：忍冬，茎、叶、花功用皆同，人知其消毒之功，而昧其除胀、解痢、去风之用。

钓 藤

味甘、苦，气微寒。藤长八九尺，叶细长，节间刺如钓钩，故名。心包络、肝经药。凡使：用钩。

主头旋目眩，小儿寒热，十二惊痫。

按：钓钩藤，入手足厥阴。足厥阴主风，手厥阴主火，诸病皆肝风、相火所为，钓藤通心包于肝木，则风静火熄而诸症自除。

苍耳子

味苦、甘，气温。有小毒。生各处。叶青白似胡荽，白花，

---

① 热：原作"熟"，形近而误，据文意改。
② 附茎叶：据目录补。

细茎，蔓生，子比桑椹短小刺多。入肺经。忌猪、马肉，米泔。凡使：炒熟，捣去刺；或酒拌，蒸用。

主头风，风湿周痹，四肢拘挛，恶肉死肌，瘰疬，疥疮，大风，鼻渊，牙疼，及久痢、水肿。

按：苍耳禀春气发生而升，有通顶门脑盖之功，为祛风燥湿之药。根、叶捣汁，同小便饮，去疔肿如神。

藿香

味辛、甘，气微温。味薄气厚，可升可降，阳也。生岭南。二月生苗茎，梗方中虚，叶似茄叶而小，七月采。市家多揽棉花叶、茄叶假充，不可不辩。肺、脾经药。凡使：去土，用叶、梗。

主温中，快气，止霍乱，除吐逆，消风水毒肿，辟恶气、瘴气，祛疟，进食口臭煎汤漱之。

按：藿香，辛温入肺以调气，甘温入脾胃以和中，故入发表药则快气，入补脾药则益气，入顺气药则理肺滞，有清上治中之功。

泽兰

味苦、辛，气微温。阴中之阳。水泽多生，出土便分枝梗，苗高二三尺，紫节，方茎四棱，叶如菊而尖长，对生有毛，但不光润，七八月开紫白花。脾、肝经药。防己为使。

主破瘀血，消癥瘕，治水肿，通小便，涂痈疮，妇人血沥、腰痛。

按：泽兰、兰草，气香而温，味辛而散。脾喜芳香，肝宜辛散，脾气舒则三焦通利而正气和，肝郁散则荣卫流行而病邪解。兰草走气道，能散郁积陈久之气，故利水道，除痰癖，杀蛊，辟恶，消渴、胆瘅资为良药。泽兰走血分，故治水肿，涂痈毒，破瘀血，消癥瘕，而为妇人要药。总是泄热、和血，行而带补之能也。虽同一类，而功稍殊。

兰草

味辛、甘，气平、寒。与泽兰一类二种，但茎圆节长，叶光有歧，稍异。

主病：见前。

旋覆花

一名金沸草。味咸、甘，气温。丛生各处深谷。大似红蓝而无刺，叶似柳，六月开花如菊，色黄如金。入肺、肝、大肠、膀胱四经。凡使：去蕊、壳、皮、蒂，蒸熟，晒干用。

主胸上痰结，唾如胶漆，心胸痰水，膀胱留饮，风气水肿，惊悸，呕吐，湿痹，死肌，利大肠，伤寒汗、吐、下后心下痞坚，噫气。

按：旋覆花所治诸病，软坚、行水、下气、通血脉而已。走散之性，稍虚者禁用。仲景用治伤寒痞坚、噫气，《活人》谓当先服理中丸者，盖人必中虚而后病此，故必以理中丸先固中宫，恐旋覆下气急速而中气受伤，诚有深意也。

灯心草

味甘、辛、淡，气平、寒。生泽地。丛生，茎圆细而长直。入心、小肠经。凡使：以粳米粉浆染，晒干，研末，入水澄之，用浮者。

主降心火，利水道，通五淋。又，烧灰，吹喉痹；嚼烂，傅①破伤出血。

---

① 傅：通"敷"。《史记·本纪·夏本纪》："命诸侯百姓兴人徒以傅土。"

紫 草

味苦、甘，气平、寒。生各处。苗似兰香，茎赤节青，二月开紫白花，须未花时采根，头有白毛如茸。凡使：去头须，一斤用黄蜡二两，溶，拌蒸，待水干用。

主利九窍，通水道，疗肿胀满痛、五疸、卒淋涩痛、伤寒时疾、痘疹不出、面皶、恶疮、癧癣。

按：紫草，其功长于凉血活血，利大小肠，故痘疹欲出未出、血热毒盛、大便闭者用之；已出而紫黑、便闭者亦可用。若已出而红活及白陷、大便利者，均忌。

白 及

味苦、辛，气平、微寒。多出石山。苗高尺许，叶青，两指大，茎端生一苔，花开紫红色，实熟黄黑，根如菱米，节间有毛。紫石英为使，恶理石，畏杏仁，反乌头。

主止肺血，血痢，风痹，赤眼，癥结，温疟，肠风，发背，瘰疬，痔瘘，白癣，疥虫，扑损，刀箭、汤火疮。

按：白及，性涩而黏，得秋金之令，故入肺止血，治疮生肌也。凡吐血者，令吐在水盆内，浮者，肺血也；沉者，肝血也；半浮半沉者，心血也。各随所见，以羊肺、羊肝、羊心煮熟，蘸食之，久而神效。鼻衄不止，白及为末，津调涂山根①，尤效。

马鞭草

味苦、辛，气微寒。有小毒。村墟、陌路甚多。苗叶似菊，高二三尺，茎圆，抽四五穗，花紫，穗较鞭稍不异，故名。入肝、肾经。

① 山根：鼻根部。两眼之间，为鼻子之起点，故称"山根"。

主积血成癥结瘕，久疟发热，俱捣汁，熬饴，空心服。并涂金疮、痈肿、下部䘌疮。

按：马鞭草，凉血、破结之药，治北人疟病，极效。

龙胆草

味苦、涩，气大寒。气味俱厚，沉而降，阴也。山野俱有。苗高尺余，茎似小竹枝，叶似龙葵略尖，根同牛膝，短而更苦。入肝、胆经气分。赤小豆为使，恶地黄。凡使：铜刀去须，甘草浸一宿用。

主胃中伏热，除下部湿热之肿，泻膀胱火，益肝胆气，疗咽喉痛，口疮，时疾，热黄，热痢，睛赤肿胀，瘀肉痈肿，去肠中小虫，小儿壮热，骨热，惊痫。

按：龙胆草与防己，凡湿热在中下，非此不除。酒浸则上行、外行，眼疾必用之药。经云：益肝胆者，相火寄在二经，有泻无补，胆草能泻二经之邪热，则为益也。但大苦大寒，过服则伤胃中生气，反助火邪，亦久服黄连反从火化之义。

谷精草

味辛，气温。生谷田中。叶细，花白，小圆似星，三月采。入肝、胃经。

主喉痹，头风，痛齿，目翳，痘后翳。

按：谷精草，体轻气浮，得谷之余气，独行阳明部分，明目退翳，功在菊花之上。

青箱子①

味苦，气微寒。茎直似蒿，青红叶大如柳，柔软，花上红

---

① 青箱子：即青葙子。下同。

下白，形类鸡冠，子类苋实，黑扁而光。肝经药。

主肝热冲眼，赤障，青盲，翳肿，风寒湿痹，唇口青色，恶疮，疥疮。

按：青箱子，丙丁之苦味，甲乙之青色，故入心、肝二经。其治目病，亦以苦寒之性，能清肝脏热毒上冲耳。

决明子

味咸、苦、甘，气平、微寒。川泽多生。苗高数尺，叶如苜蓿阔大，子如绿豆锐圆。入肝经。恶火麻。凡使：捣碎用。

主助肝气，益精，疗青盲白膜。水调末，涂太阳穴，治头痛；贴胸心，止鼻洪，解蛇毒。

木贼草

味甘、微苦，气温。阳中之阴。生水旁。独茎直上，无叶，苗长尺余，寸寸有节而中空，色青①，凌冬不凋，四月采。入肝、胆经血分。

主目翳，积块，风湿，疝痛，肠风下血，休息痢，大肠脱肛，月水不断，崩中赤白。

按：木贼之名，以其能伐肝也。与麻黄同形性，去节烘过，亦能发汗解肌，升散火郁风湿，故眼与诸血疾主之。得牛角鰓、麝香，治休息痢。得禹余粮、归、芎，治崩中赤白。得槐角、苍耳，治肠风下血。得槐子、枳实，治痔疾出血。单用，炒为末，治膀胱小肠疝气②。

防　风

味辛、甘，气温。气味俱薄，浮而升，阳也。生沙苑。茎、

① 青：原缺，据《本草纲目·草部·第十五卷》补。
② 小肠疝气：原无，据《本草纲目·草部·第十五卷》引《本草衍义》补。

叶俱青绿色，似青蒿而短小，根似蜀葵，土黄色，以坚实脂润、如蚯蚓头者良。膀胱、小肠经本药，又行脾、胃经，又肝经气分药。恶干姜、芫花，解附子毒。凡使：去芦头、杈股。治上焦风用身，下焦风用梢。

主大风、头眩痛、风行周身痹痛、烦满胁痛、风赤眼、冷泪，泻肺实、头目中滞气，经络中留湿，妇人崩中。

按：防风为风药中润剂，虽通治诸风，然随所引而至，如卒伍卑贱之流，听使令于人者也。故病之因风者，乃其专职，而风之兼痰、兼热，必合的药以成功。泻黄散用于土中泻木；补脾胃药，用为引导使行，黄芪得之而功愈大，可谓善用者矣。又治湿者，风能胜湿，凡风药皆同，不独一防风为然也。但性升发而能散，非肺实者，反泻上焦元气。

独　滑①

味苦、甘、辛，气微温。气味俱薄，浮而升，阳也。生西羌者为羌活，生中国者为独活。黄色、成块者，良。入肺、肾经。

主肾间风邪，手足挛痛，风湿痹，风毒齿痛，奔豚，痫，痓，疝瘕，金疮。

按：独滑，气浊属阴，善行血分，敛而能舒，沉而能升，缓而善搜，可助表虚，入足少阴以理伏风，而不治太阳之症。但疗风宜用独滑，兼水宜用羌滑。

羌　活

味辛、苦，气温。紫色、节密者，良。入膀胱、小肠经。

主项强，腰脊痛，头痛，周身节痛，贼风失音不语，手足

---

①　独滑：即独活。下同。

不遂，口面喎斜，眼赤肿，散新旧风湿，痈疽败血。

按：羌滑，气清属阳，善行气分，舒而不敛，升而能沉，雄而善散，小无不入，大无不通，乃表里引经、拨乱反正之主也，故入太阳以理游风。二滑功用，虽若不同，亦互相表里。惟气血虚、遍身痛者，勿概用。

麻 黄 附：根、节①

味苦，气温。气味俱薄，浮而升，阳也。春生苗，至夏长尺余，梢上有黄花，结实似皂荚子，皮红仁黑，根紫赤色。生荥阳②、中牟者胜。肺经药，入膀胱经，兼走心、大肠经。厚朴为使，恶辛夷。凡使：发汗，用茎，去节，水煮三沸，去沫；止汗，用根、节。

主中风、伤寒头痛、营中寒邪、卫中风热、咳逆上气、瘟疫、瘴气、温疟、赤目肿痛、水肿、风肿，止好唾。

按：麻黄，轻可去实，为发表第一药。惟当冬令在表、真有寒邪者，始为相宜。虽发热恶寒，苟不头疼、身痛拘急，脉不浮紧者，不可用也。虽可汗之症，亦当量病之轻重、人之虚实，不得多服。盖汗乃心液，若不可汗而误汗，与可汗而过汗，则心血为之动摇，或亡阳，或血溢，而坏症成矣。仲景治伤寒无汗用麻黄，以寒伤营，营血内涩，不能外通于卫，卫气闭固，津液不行，故无汗发热而憎寒；有汗用桂枝，以风伤卫，卫气外泄，不能内护于营，营气虚弱，津液不固，故有汗发热而恶风。然风寒之邪，皆由皮毛而入，肺主皮毛，其症时兼面赤、怫郁③、咳嗽、痰喘、胸满诸症者，非肺病乎？皮毛外闭，则邪热内攻，而肺气膹郁，故麻黄汤同甘草、桂枝引出营分之

---

① 附根节：据目录补。
② 荥阳：原作"荣阳"，据《本草纲目·草部·第十五卷》改。
③ 怫郁：心情不舒畅。

邪，达之肌表，佐以杏仁，泄肺而利气。汗后无大热而喘者，加石膏、知母而泄肺火。是麻黄汤虽太阳发汗重剂，又实为发散肺经火郁之药也。腠理不密，则津液外泄，而肺气自虚，虚则补其母，故桂枝汤同甘草外散风邪以救表，内伐肝木以防脾，佐以芍药，泄木而固脾，使以姜、枣，行脾之津液，而和营卫也。下后微喘者，加厚朴、杏仁，利肺气也。汗后脉沉迟者，加人参，益肺气也。朱肱加黄芩为阳旦汤，泻肺热也。皆是脾、肺之药。是桂枝汤虽太阳解肌轻剂，又实为理脾救肺之药也。此《伤寒论》中开卷两大方，后人不可不究心。

藁 本

味苦、辛，气温。气厚味薄，升也，阳也。生各处。根上苗下似禾藁根，故名。膀胱经本药。畏青箱子。凡使：去芦。

主头面、身体、皮肤风湿，太阳头痛，巅顶痛，大寒犯脑，痛连齿颊，痈疽排脓，内塞金疮，女人疝瘕，阴中寒、肿痛，腹中急疼。

按：藁本，温能通，苦能泄，大辛则善散，气厚则上升。故上行治风，理太阳头痛；下行治湿，治妇人诸症。虽风湿俱治，尤长于风耳。

细 辛

味大辛，气温。气厚于味，升也，阳也。生华阴。叶如葵，赤黑色，一根一叶相连，嚼之味如椒。须防鬼督邮、杜衡假充，但味不甚辛，入口即吐为异。入肝、肾经血分，亦心之引经药。独滑为使，恶山茱萸、黄芪、畏硝石、滑石，反藜芦，忌生菜、狸肉。凡使：拣去双叶，水洗，去土及芦、头、节用。

主咳逆上气，头痛脑动，风湿痹痛，死肌，喉痹，开痰结，利水道，通鼻气，润便燥，益肝胆气，风眼泪下，倒睫，齿痛，口气，口舌生疮，妇人血闭、乳结。

按：细辛，升发辛散，香味俱细，最能温肾、散水寒，故入肾经。与独滑相类，治少阴头痛如神，亦止三阳头痛。诸风寒、风湿、痰饮、胸中滞气、惊痫用者，取其辛温能散。口疮、喉痹、牙蚀用者，取其能散浮热，火郁则发之之义。水停心下，则肾气燥，用之行水气而润燥。又辛能补胆气不足，而润肝燥。又治邪在里之表，故仲景少阴症用麻黄附子细辛汤也。若单用，不可过半钱。凡血虚内热，因成头痛、咳嗽者，禁用。

白 芷

味辛，气温。气味俱轻，升也，阳也。春生叶相对，婆娑而阔，入伏后结子，秋后苗枯，二八月采，色黄泽者胜。同升麻则通行胃、大肠经，又肺经之引使。当归为使，恶旋覆花，制雄、硫黄。凡使：刮去土、皮，微焙用。

主解利手阳明头痛，中风寒热，肺经风热，头面、皮肤风痹燥痒，目赤胬肉，面皯瘢，鼻渊，鼻衄，齿痛，眉棱骨痛，肠风，痔瘘，乳痈，疥癣，发背，止痛，排脓，生肌，妇人血风眩运①、漏下赤白、血闭、阴肿、胎漏。

按：白芷，疗风通用，其气芳香，能通九窍，表汗不可缺也。正阳明头痛、热厥头痛，加而用之。然所主之病，不离庚、辛、戊，如头、目、眉、齿诸病，三经之风热也；如漏、带、痈疽，三经之湿热也。风热者，辛以散之；湿热者，温以除之。为阳明主药，故又能治血病、胎病，而排脓、生肌、止痛也。

柴 胡

味苦，气平，微寒。气味俱轻，升也，阳也，阴中之阳。

---

① 运：通"晕"，眩晕。《灵枢·经脉》："五阴气俱绝，则目系转，转则目运。"

有二种：色白黄而大者，为银柴胡，以其色白入肺，质稍实，不轻散，用治骨蒸；色微黑而细者，用以解表发散。肝、胆、三焦、包络引经药，半夏为使；行胆，黄芩为使；行肝，黄连为使。恶皂荚，畏藜芦，忌铜、铁。凡使：外感，生用；内伤、升气，酒炒；咳、汗，蜜水炒。

主伤寒寒热往来，呕吐，胁痛，口苦，耳聋，头角痛，心下烦热，阳气下陷，肝、胆、三焦、包络相火，饮食、痰水结聚，肩背痛，目赤，眩晕，发黄，湿痹诸症，妇人产前后诸热、心下痞满及热入血室、经水不调，小儿痘疹余热、五疳羸热。

按：柴胡为治伤寒寒热之要药，然已传少阳则用之，未传则不用也；兼少阳亦用之，未兼则不用也。疟病以少阳为主，虽有兼经，总不能外少阳，故仲景云疟脉多弦。弦者，少阳脉也，柴胡所必用也。妇人经脉不调、经行感冒、热入血室、胎前产后感冒、时行寒热，不可汗、吐、下者，柴胡又不可专用，须合八珍和之。十二经疮疽，皆气结血聚为殃，柴胡能散，功同连翘，故亦用也。此用柴胡之权衡，触类而是之则善矣。又能提清气上行，以泻三焦之火，补中益气汤正取其提肝气之陷者，由左而升；升麻提脾气之陷者，由右而升耳。惟元气下绝，及阴火多汗，误服杀人。咳嗽气急，痰喘呕逆，俱禁用。

升 麻

味苦、辛，气微寒，一云微温。气味俱薄，浮而升，阳也。生川、陕。形轻实、色青绿者，佳。脾、胃的药。凡使：去须及头、芦；发散，生用。

主解百毒，杀百精，辟瘟疫、瘴气，吐蛊，喉痛，口疮，牙根臭烂，阳明头痛，皮肤风邪，肌肉间风热，肺痿咳唾脓血，阳陷眩晕，胸胁虚痛，久泄，下痢后重，斑疹，瘀血，遗浊，崩带，小儿惊痫。

按：升麻属阳，以升散为功，然奉令之使，不能益人。得葱白引，散手阳明风邪。得石膏引，止足阳明齿痛。得参、术、芍药，兼治手足太阴肌肉间风热。同柴胡，引生发之气上行。同葛根，能发阳明之汗，又引甘温之药上升，以补卫气之散，而实其表。故元气下陷者，用此于阴中升阳。又，胃虚伤冷，郁遏阳气于脾土者，宜升麻葛根汤以升散其火郁。补脾胃药，非此为向导不效。脾痹，非此不除。但阳气下陷者宜用，下虚、气不足者，愈升愈虚，禁用。

卷之三

草 部

葛 根

味甘，气微寒。气味俱薄，浮而微降，阳中阴也。藤蔓长一二丈①，根外紫内白。胃之行经药。杀野葛、巴豆、百毒。

主伤寒、中风头额痛，解肌发表，宣疹发痘、血痢、消渴、呕吐、酒毒。生者，堕胎。

按：葛根能升下陷之胃气，上输于肺而益水源，故他风药多燥，此独止渴。然胃气既升，虚渴即止，一贯之理也。盖气味甘平，得土之冲和，阳明温热火郁，宜遇之立解。若太阳初病，不可便服，与升、柴等。

秦 艽

味苦、辛，气平、微温。可升可降，阴中阳也。生各处。长大黄白色、罗纹交者，胜。入大、小肠，兼入肝、胆经。菖蒲为使。凡使：以布拭去黄白色，童便浸一宿，日干用。

主寒热邪气，寒湿风痹，肢节痛，口噤，牙痛，口疮，肠风，骨蒸，黄疸，下水，利小便。

按：秦艽，风药中润剂，散药中补剂。长于治风，实长于养血，治风先治血，血行风自灭，故疗风无问久新也。阳明有湿，则身体酸痛、烦热；有热则潮热、骨蒸。秦艽入阳明而去湿热，故小便利，黄

---

① 丈：原作"尺"，据《本草纲目·草部·第十八卷》改。

疽愈，痹症痊也。下虚及大小便不禁者，勿用。

荆　芥

味辛、苦，气温。浮而升，阳也。二月布子生苗，炒食辛香，方茎，细叶，八月开小花，作穗成房，房内有细子，黄赤色，连穗采用。入肺、肝经气分。反驴肉、无鳞鱼。

主散头目、咽喉、口齿风热，冷风出汗，吐血，衄血，血痢，痔瘘，湿痹，崩中，产后中风身强直及瘰疬、疮疥。

按：荆芥乃血分之风药，故入太阴、厥阴。盖肝为风木主血，而相火寄之，此所以治风、血、疮三病也。然治风在皮里膜外，非若防风之入骨肉。有汗者，勿用。

紫　苏

味辛，气微温。端午日采。恶鲤鱼。

主解肌发表，霍乱转筋，下胸膈浮气，通大小肠，止脚气，安胎。

附：子　味辛，气温。主定喘咳，破癥结，消五膈，消痰，利二便、腰脚中湿气、风结气。

附：梗　下气消胀，安胎，体稍虚者尤宜。

按：紫苏，叶、茎、子虽主分用，而下气则一也。然味辛、色紫，气血均入。同橘皮、砂仁，则行气安胎。同藿香、乌药，则温中止痛。同香附、麻黄，则发汗解肌。同川芎、当归，则和血散血。同木瓜、厚朴，则散湿解暑，治霍乱、脚气。同桔梗、枳壳，则利膈宽胸。同杏仁、莱菔子，则消痰定喘。但表虚禁用叶，肠润、肺虚禁用子。

婆　荷①

味辛、苦，气温。气味俱薄，浮而升，阳也。苏州府学前，

---

① 婆荷：即薄荷。下同。

地名龙脑者佳。肝、包络经气分药，又入肺经。

主中风失音，清头目、咽喉、口齿，塞鼻止衄血，凉血，止痢，洗瘾疹、疥疬，捣汁含漱，去舌苔。

按：薄荷，辛能发散，凉能清利，浮升能上高巅，所以为消风散热之要药。至血痢之症，病在凝滞，辛以畅气，故亦主之。小儿惊狂、壮热，须此引药。又能引诸药入荣卫，而风寒顿驱也。

香薷

味辛，气微温。生各处。方茎，尖叶，有刺缺，似黄荆叶而小，九月开紫花，大叶而陈久者，良。入脾、胃、肺经。

主霍乱腹痛，呕逆，冷气，水肿。含汁漱口，去臭气。为末，水服，止鼻衄。

按：香薷，属金与水，有彻上彻下之功，解暑，利小便，又治水甚捷。肺得之，清化行而热自降也。世治暑病，惟首香薷饮，然暑有乘凉饮冷，阳气为阴邪所遏，遂头痛、发热恶寒、烦躁、口渴，或吐或泻，或霍乱者，用此发越阳气，散水和脾。若饮食不节，劳役斫丧之人伤暑，大热大渴，汗泄如雨，烦躁喘促，或泻或吐者，乃劳倦内伤之症，必用清暑益气、人参白虎、桂苓甘露饮之类，以泻火益元。若概用香薷，是重虚其表，而又济之以热矣。盖香薷乃夏月解表之药，如冬月之用麻黄，今人用以代茶，痴哉！

半夏

味辛、微苦，气温、平。有毒。生寒，熟热。沉而降，阴中阳也。生各处。一茎三叶，高二三寸，八月采根。入胆、脾、胃、大肠、肺、心六经。射干、柴胡为使，恶皂荚，畏雄黄、生干姜、秦皮、龟甲，反乌头，忌羊肉、血、饴糖、海藻。凡使：换水浸七日，入麻袋盛，揉袋，浆出，日干用之。袋内滓不用，此内府制法，胜于造曲。

主伤寒寒热，形寒饮冷，伤肺而咳，胸中痞，膈上痰，痰厥头痛，眉棱骨痛，咽喉肿痛，霍乱转筋，痰疟，呕逆，肠鸣，白浊，梦遗，带下，夜不得瞑，堕胎。生，涂痈肿。

按：半夏一药，古有血家、渴家、汗家三禁，以祛湿胜水乃其能事，谓之不燥不可也。先贤又有辛润肾燥，可利大小二便，老人虚秘局方丸用半硫，谓之不润不可也。润与燥反，二说将奚从？余谓制之得法，则燥烈杀而辛润存，又用药以监使之，自从控泛驾而成良驭，恶得如世之嫌其燥者，而代以贝母、瓜蒌仁乎？夫虚劳咳痰，或痰中见血，肺痈，肺痿，痈疽，乳难，诸郁成痰，此宜贝母、瓜蒌仁化痰开结。若风痰、寒痰、湿痰、食痰，令人昏愦口噤，自非半夏，束手待毙矣！张元素曰：热痰佐以黄芩，风痰佐以天南星，寒痰佐以干姜，痰癖佐以陈皮、白术。孕妇忌之，为其燥津液也。同生姜则无害，多用亦泻脾胃。其善用半夏者乎？李时珍曰：脾无留湿不生痰，故脾为生痰之源，肺为贮痰之器。半夏性温、味辛、体滑，滑能润，辛温能散亦能润，所谓辛走气，能化液，辛以润之是已。王好古曰：半夏能泄痰之标，不能泄痰之本，泄本者，泄肾也。其善论半夏者乎？

天南星

一名虎掌。味苦、辛，气平。可升可降，阴中阳也。有大毒。生各处。苗高二三尺，一梗直起，叶如蒟蒻，杪①生两歧相抱，花若蛇头，黄色，子鲜红，根比芋尤圆。但蒟蒻茎斑、花紫、根大、肌粗；南星茎青、花黄、根小、肌细，炮之易裂为异。肺经本药，亦入脾经。畏生干姜、黑附子。凡使：研，填入牯牛胆，风干。急用，以姜汤多泡，或火炮。

---

① 杪（miǎo 秒）：树木末端，树梢。

主风痰麻痹，眩晕，口噤，身强，筋脉拘缓，口眼歪斜，舌糜，喉痹，伏梁，结核，坚积，痈肿，利水去湿，散血，堕胎。

按：天南星专主风痰，半夏尚主湿痰，功虽同而用有别。但半夏辛而能守，南星辛而不守，燥急之性甚于半夏，故以牛胆之苦寒制之，且胆更能益肝镇惊，小儿尤为要药。丹溪云：欲其下行，以黄柏引之，亦与牛胆同意。

天　麻附：赤箭①

味甘、辛，气平。阴中之阳。生郓州、利州。苗叶似芍药，当中抽一茎，直上如箭簳②，名赤箭；根如王瓜，名天麻。肝经气分药。凡使：治风痹，以蒺藜炒过七次，焙干用；治肝经风虚，洗净，以湿纸包，入糠火中煨熟，取出切片，酒浸一宿，焙用。

主诸风湿痹，四肢拘挛，语言不遂，风虚眩晕头痛，风热头痛，小儿风痫惊气。赤箭，主痈肿，支满，寒疝，下血。

按：天麻，同川芎可补肝虚不足，故眼黑头旋、风虚内作，非此不治。服久至身发红丹，乃其验也。然天麻用根，有自内达外之理；赤箭用苗，有自表入里之功。若血虚无风者，不可妄投。

白附子

味辛、甘，气温。纯阳。生巴郡、凉州。根如草乌头之小者，长寸许，干者皱纹有节。胃、大肠经药。凡使：灰炮裂用。

主心痛，血痹，一切冷风气，风痰，中风失音，面上百病，阴下湿痒，疥癣，风疮，带下，耳出脓水。

---

① 附赤菌：据目录补。
② 簳（gàn）：小竹，可做箭杆。

按：白附纯阳，能引药势上行，有祛风、燥湿、散结之功。

贝母

味辛、苦，气平、微寒。生川、湖。苗茎青色，叶如大麦，花似鼓子①，黄白轻松者良，八月采。入肺经气分。厚朴、白微为使，畏秦艽，反乌头。凡使：先于柳木灰中炮黄，去心，后用糯米拌炒。

主消膈痰，散郁结，末和沙糖丸含止嗽，除烦热渴，喉痹，时疾，黄疸，疝瘕，瘿瘤，产难，胞衣不下，乳难，乳痈，目中肤翳，金疮，风痉，人面恶疮。

按：贝母能散胸中郁结之气，辛散结，苦降火也。故仲景三物小陷胸汤治寒实结胸，外无热证者主之。又，消痰止嗽，润肺清心，乃怯症要药。

桔梗

味辛、苦，气微温。味厚气轻，阳中阴也。有小毒。生各处。根如指大，黄白色，春生苗，茎高尺余，叶似杏叶而长，四叶相对，夏开紫碧小花。又，勿用木梗，形色相似，但咬之腥涩为异，用取味苦者。入肺经气分及肾经。畏白及、龙胆草，忌猪肉。凡使：米泔水浸，切片，微炒用。

主胸胁气滞如刀刺，腹满肠鸣，肺热气促嗽逆，寒风痹，清利头目、咽喉、口鼻诸症，霍乱转筋，温中消谷，肺痈，养血排脓，补内漏，小儿惊痫。

按：桔梗为舟楫之剂，载诸药不致下沉，世以上升之剂不能下降，昧其用矣。不知惟上入于肺，肺为主气之脏，故能使诸气下降也。同枳壳，治胸中痞满不痛，取通肺利膈下气也。同贝母、巴豆，

① 鼓子：《本草纲目·草部·第十三卷》作"鼓子花"。

治伤寒寒实结胸，取温中消谷破积也。同甘草，治肺痈唾脓，取苦辛清肺、甘温泻火、排脓血而补内漏也。其治少阴症，二三日咽痛，取苦辛散寒、甘草除热，合而能调寒热也。干咳嗽乃痰火之邪郁在肺中，痢疾腹痛乃肺金之气郁在大肠，并宜苦梗开之。

前 胡

味苦，气微寒。阳中之阴，降也。生北地。苗高一二尺，叶如野菊，花似蛇床，根皮色白兼黄，气香者为胜。入肺、脾、胃、大肠经。半夏为使，恶皂荚，畏藜芦。凡使：水洗，刮去黑皮、芦；或竹沥浸润，晒干用。

主去实热，散风邪，消痰下气，开胃化食，霍乱，痞膈，止呕，定喘，除嗽，安胎，小儿一切疳气。

按：前胡，功长于下气，主脾肺表里之邪，肝胆经风痰痞结胸胁，气下则火降痰亦降，故能推陈致新，与柴胡纯阳上升者迥异。

栝楼实

味甘，气寒。味厚气薄，阴也。生各处。藤蔓长，叶有叉有毛，花浅黄、六瓣，实结拳大，青，渐赤黄。蒂小、正圆者，名栝；蒂粗、锐长、皮赤者，名楼。治证相同。枸杞为使，恶干姜，畏牛膝，反乌头。凡使：霜降方收，刓囵捣烂，或煅蛤粉和之，或研明矾末搀之，贮以新瓦，置风日处所，待干，复研细用。明矾者，号如圣丹，姜汁糊丸；蛤粉者，胜真海粉。

主润肺燥，降火，治咳嗽，涤痰结，利咽喉，止消渴，利大肠，止小便利，治胸痹、吐血、肠风泻血、赤白痢，消痈肿、疮毒。

按：栝楼实，治胸痹者，以甘能补肺，润能降气；胸有痰者，乃肺受火逼，失其降下之令，今得甘缓润下之助，则痰自降，宜为治嗽要药也。又能洗涤胸膈垢腻郁热，为治消渴之神剂。

天花粉

即栝楼根。味甘、微苦，气寒。使、恶、畏、反同栝楼。凡使：去皮，晒干用。

主消渴，身热烦满，大热唇干口燥，肠胃中痼热及热狂时疾，酒疸身黄，通经，下乳，疗肿毒、乳痈、发背、痔瘘、疮疖，排脓生肌，扑损瘀血。

按：天花粉，纯阴①，苦降火，甘不伤胃，润枯燥而通行津液，凡津液②竭、虚热而渴者宜之。其性冷而能补，与门冬同。

黄　连

味苦，气寒。味厚气薄，可升可降，沉也，阴也，阴中微阳。生宣城、川省。并取类鹰爪、连珠，不必分地土优劣。入心经。黄芩、龙骨为使，恶菊花、玄参、芫花、僵蚕，畏款冬花、牛膝、乌头，解巴豆毒。凡使：去毛，浆水浸，漉出，以柳木火焙用。

主心病逆而盛，心积伏梁，心窍恶血，肠澼腹痛，下痢，调胃厚肠，清肝胆火，止消渴、目痛、惊悸、盗汗、天行热疾，杀疳虫、蛔虫，口疮，诸疮疥。

按：黄连苦燥，苦入心，火就燥，泻心者，其实泻脾也，实则泻其子也，故仲景五泻心汤用之去湿热之痞满。诸疮痛痒属心，故用之解毒。至痢疾一症，尊为神草。盖痢疾属脾，由心火受邪，不能生土，泻其火邪，金无刑烁之患，而大肠自厚，脏腑之炎熇如失，所以黄连为要药也。且诸寒药多泄，惟黄连、黄柏性冷而燥，不但降火，尤能去湿止泻，岂他寒药可并哉！然亦当视寒热多少，不可概行尽剂

---

① 阴：原作"阳"，据《本草纲目·草部·第十八卷》改。
② 液：原缺，据《本草纲目·草部·第十八卷》补。

而致危困。其有禁口不饮食者，此胃口有热也。同人参煎汤，倘能强呷一口，下咽便开矣。古人又有佐使之法、寒热合用之法，如以猪胆汁拌炒，佐以龙胆草，则大泻肝胆之火；以醋炒，则治肝胆之虚火；以酒炒，则治上焦之火；以姜汁炒，则治中焦之火；以盐炒，或朴硝炒，则治下焦之火；以吴茱萸炒，则治气分湿热之火；以干漆水炒，则治血块中伏火；以黄土炒，则治食积之火。同枳实，则治宿食不消，心下痞满；同黄芩、滑石，则治梦遗。以黄土、姜汁、酒、蜜四炒为君，使君子为臣，白芍药酒煮为佐，广木香为使，则治小儿五疳，此佐使之法也。香连丸、姜连散、姜黄散，酒蒸治消渴，酒煮治伏暑。治下血，合大蒜。治口疮，合细辛，加官桂少许，百沸汤入蜜，交心肾于顷刻，此寒热合用之法也。

胡黄连

味苦，气平。大寒。生羌胡。如杨柳枯枝，心黑皮黄，折断一线烟出者为真。入肝、胆、胃经。恶菊花、玄参、白藓皮，解巴豆毒，忌猪肉，食之漏精。

主骨蒸劳热，五心烦热，伤寒劳复，温疟骨热，理腰肾，去阴汗，消果积，妇人胎蒸虚惊，小儿久[①]痢成疳、惊痫寒热。

按：胡黄连，大寒至苦，秉性极清，凡热自肠胃，以次于骨，一切湿热邪热、阴分伏热，无不主治。

黄 芩

味苦，气平、寒。气厚味薄，可升可降，阴也。生北地。苗长尺余，茎如粗筋，叶四而丛生，两两相对，六月开紫花，根如知母，长四五寸，八月采。入肺、脾、心、大肠、三焦、胆六经。凡使：酒炒，上行；童便炒，下行。

---

① 久：原作"人"，形近而误，据《本草纲目·草部·第十三卷》改。

主凉心，泻肺中湿热，肺火咳逆，肺痿，胃中热，目热肿赤，头痛，骨蒸，寒热往来，天行热，奔豚，热痰，喉腥，安胎，下痢及诸失血，乳痈，发背，诸疮肿，排脓。

按：黄芩，气寒味苦，色黄带绿，苦入心，寒胜热，黄乃脾胃之色，心火与脾胃湿热得之驱泻，肺、大肠所以受荫也；绿者，胆色，仲景小柴胡用之，为少阳之药也。安胎者，胎宜清热凉血，血不妄行，胎始得养也。余主诸症，亦不过退火热、养阴血尽之。脾、肺虚热则非其所主矣。

连 翘

味苦，气平、微寒。气味俱薄，轻清而浮，升也，阳也。生川蜀者，壳小、坚，外完无附萼，剖则中解，气甚芳香；生江南者，壳柔软，外有附萼，绝无香气。入心经、心包络、三焦、胆、大肠经。凡使：去梗，旋研入药方效。

主泻心火及脾胃湿热，诸经血结气聚，耳聋，五淋，月闭，诸疮疡，瘤瘿、结核，排脓、消肿、止痛。

按：连翘，虽泻六经，而心经为最。诸疮淋闭等症，俱属心火，故能疗之。《药性》云：除六经热，与柴胡同功，但有气血之异。同鼠粘子，治疮疡，别有神功。

知 母

味苦、辛，气寒。气味俱厚，沉而降，阴也，阴中微阳。形似菖蒲，柔软肥白者为上。肾经本药，又入胃、肺经。凡使：去皮毛，忌铁器；上行，酒炒；下行，盐水炒。

主凉心肺，泻胃火、肾火、膀胱火，热厥头痛，有汗骨蒸，伤寒发斑，久疟烦热，胁下邪气，肢体浮肿，下痢，消渴，喉腥，安胎，止子烦。

按：知母之用有四：泻无根之肾火，疗有汗之骨蒸，止虚劳之热，滋化源之阴。白虎汤用治烦躁①不得眠者，烦出于肺，躁出于肾，君以石膏，佐以知母之苦寒，清肾之源，缓以甘草、粳米，使不速下而固胃气也。又，病小便闭塞，有热在上焦气分而渴者，是肺中伏热，不能生水，膀胱绝其化源，宜知母泻肺火，清金滋源；若热在下焦血分而不渴者，乃真水不足，膀胱干涸，宜黄柏补肾与膀胱，使阴气行而阳自化。如此分别，小便安有不通者哉？尺弱，禁用。

蓝　实

味苦、甘，气寒。生各处，有多种，入药惟用蓼蓝。与蓼无异。凡使：秋采实，日干，研碎用。茎叶可敷疔肿、金疮。

主驱脏腑热烦，去经络中结气，杀虫。

按：蓝属水，能使败血分归经络，而降火有功者也。至以石灰成淀，止血、拔毒、杀虫，比蓝实更胜。

青　黛

味咸，气寒。出波斯国。与靛花不同，因其难得，取靛花代之，功亦相类。

主中下焦蓄风热毒，咳嗽，伤寒赤斑，时疫头痛，消食积，小儿惊痫，顽热，疳热，杀虫。

按：青黛能收五脏郁火，清上膈痰火，东方青色入肝，故主肝病尤多。

丹　参

味苦，气平、微温。生各处。茎方，叶对生而青，似婆荷而有毛，夏月开红紫花，根赤色，大者如指。入心与包络血分，兼入肝、肾经。畏碱水，反藜芦。

主养心定志，通利血脉，心腹邪气，肠鸣幽幽如走水，寒

---

① 躁：原作"燥"，音近而讹，据《本草纲目·草部·第十二卷》改。

热积聚，除癥破瘕，风痹疼痛，调经，理崩带，恶疮，疥癣。

按：丹参，破宿血，生新血，安生胎，落死胎，其性一于补血，遂若有两用耳。古治妇人病，不问胎产前后、经水多少，一味丹参散而收四物汤之功，岂非调经脉独胜乎？

玄　参

味苦、咸，气微寒。二月生苗，茎方而青紫，叶似芝麻，花青白色，八月结子，根紫黑，微臭。入肾经。恶黄芪、大枣、生姜、山茱萸，反藜芦、五味。凡使：用蒲草重重隔蒸，晒干用。勿犯铜器，令人喉噎。

主伤寒狂邪发渴，伤寒劳复，温疟洒洒，坚癥血瘕，止烦渴、热风头痛、心惊、骨蒸、斑毒、咽痛，明目，散颈核、痈肿、瘤疬。

按：玄参，气轻清而苦，故入心肺，以清上焦之火；体重浊而咸，故入肾部，以滋少阴之水。乃枢机之剂，管领诸气上下清肃而不浊也。《活人》治伤寒阳毒，汗下后毒不散及心懊㤁，烦不得眠，心神颠倒欲绝者，用其能治胸中氤氲之气、无根之火也。又，肾水受制，真阴失守，孤阳无根，发为火病，法宜以之壮水制火，故与地黄同功。其消瘰疬、积聚，亦是散火耳。

苦　参

味苦，气寒。沉也，纯阴。生各处。苗高三四尺，叶似槐叶，花黄色，子作荚，根亦黄色。入肾经。玄参为使，恶贝母、菟丝子、漏芦，反藜芦。凡使：糯米泔浸一宿，蒸三时，日干用。

主心腹结气，癥瘕积聚，黄疸，溺有余沥，逐水，除伏热、肠澼、热痢，止渴，醒酒，赤癞眉脱，杀疳虫阴蜃，养肝胆气，明目止泪。

按：苦参、黄柏之苦寒，皆能补肾，取其苦燥湿，寒除热也。热生风，湿生虫，故又能治风杀虫。惟肾水弱而相火盛者宜之。有服久而致腰重者，因其气降不升，非伤肾也。

紫　参

味苦，气寒。生各处。苗高一二尺，茎青，叶似槐叶，五月开白花，亦有红紫者，根紫黑色。入肝经血分，亦入膀胱、胃经。畏辛夷。

主心腹积聚坚胀，肠胃大热，寒热疟痢，利大小便，唾血，衄血，妇人闭血，脚发痛肿诸疮。

按：紫参专入血分，为肝经除热、散结、逐血之要药。

山豆根

味苦，气寒。生各处。苗长尺许，叶两傍有曲钮，子成簇而鲜红，粒如豆圆，八月采。入心、肺经。

主解诸药毒、喉痹、咳嗽、疮肿，下寸白，涂秃疮、蛇犬蜘蛛伤、马急黄。

按：山豆根，苦寒至极，热病遇之可以直折，虚寒人不宜。

地　榆

味苦、甘、酸，气微寒。生各处。叶作锯齿，青色，大似榆叶。肝经药。人发为使，恶麦门冬。凡使：用根，勿见火；止血，取上截；行血，取梢。

主吐血，鼻血，尿血，痢血，肠风，月经不止，血崩及诸热疮。

按：地榆，专主下焦血热，其性沉寒故也。士瀛云：诸疮痛者，加地榆；痒者，加黄芩。此为热毒疮言耳，若涉虚者，不免寒中之患。

豨莶草

味苦，气寒。有小毒。生沃壤平泽。金棱银线，素根紫荄，对节生枝，方梗圆叶，气作猪臭，故名。五六七月采。入肝、肾经。凡使：去粗茎，采枝、叶、花，蜜酒洒，蒸九次。

主肝肾风气，四肢麻痹，骨痛膝弱，风湿诸疮。

按：豨莶，入血分，祛风除湿，兼活血之要药，尤妙在走而不泄、香可开脾，故昔人珍之。喻嘉言曰：豨者，猪也，其畜属亥，乃风木所生之始，故取用其叶以祛风，妙处全在气味莶劣，与肾之腥臊同气相求，故能入肾而大有驱逐阴风之力也。

红蓝花

味辛、甘、苦，气温。阴中之阳。莳各处。叶似蓝，春苗夏花，花下作球多刺，花出球上，球中结实，白颗如豆大，花日干染红又作胭脂。肝经血分药。得酒良。

主活血，润燥，止痛，散肿，通经，产后诸血病，小儿聤耳。

按：血生于心包，藏于肝，属于冲任，红花汁与之同类，故能行男血脉，通女经水，多行血，少养血。盖多则过于辛温而血反走散也。

茜草根

味苦、咸、酸，气寒。阴中之阴。生各处。苗牵长蔓延草上，方茎，中空有筋，外有细刺，数寸一节，每节五叶，如乌药叶而糙涩，面青背绿，七八月开花，实如小椒大，中有细子，根紫色。勿用赤柳草根。肝、肾、心经血分药。凡使：勿犯铁、铅气，用铜刀，于槐砧上锉，日干用。

主寒湿风痹，蓄血，黄疸，鼻衄，产后血晕，蛊毒吐如烂肝，膀胱不足，泄精，尿血，扑损瘀血，痔瘘，疮疥，排脓。

按：茜草，苦寒泄热，咸入血软坚，酸得少阳之气，能通行，所以治症皆取其凉血行血、苦寒泄热之功。

威灵仙

味苦，性温。可升可降，阴中阳也。生各处。茎方，叶相对，花浅碧色，根甚密稠，先众草而生，不闻水声者良。忌茗、面汤。凡使：去芦，酒洗。

主诸风，腹内冷滞，心膈痰水，膀胱宿脓恶水，腰膝冷疼，皮肤风痒，大肠风邪，疟疾。

按：威灵仙，属木，治痛风要药，兼通十二经络，朝服暮效。其性好走，亦可横行，多服则宣通太过，疏五脏真气。

茵陈蒿

味苦，气平、微寒。阴中微阳。生各处，泰山者良。叶细，虽同青蒿，但背白色，不结花实，三月采，秋冬茎梗不凋，至春旧枝复发。入膀胱、脾、胃经。凡使：勿犯火。

主风湿寒热邪气，热结黄疸，小便不利，时疾热狂，除瘴疟，去伏瘕。

按：茵陈，除湿、散热结之要药。仲景治阳黄，用茵陈栀子大黄汤，治湿热也；栀子柏皮汤，治燥热也。如苗涝则湿黄，旱则燥黄，湿则泻之，燥则润之也。若阴黄，则用茵陈附子汤。大抵以茵陈为君，各随寒热而佐以大黄、附子耳。

青 蒿

味苦，气寒。生各处。二月生苗，茎粗如指而肥软，叶色并深青，根白硬，七八月开细黄花，颇香，四月采，次年再从根下起苗，所以与茵陈异也。凡使：春夏用茎、叶，秋冬取根、实。

主骨蒸劳热，捣傅金疮，止血，止疼，杀疥癣痂痒虫；烧灰，隔纸淋汁，和石灰煎，去恶肉、鼻瘜。

按：青蒿得春木少阳之气最早，所主之症皆由血热所致。苦泄热、寒退热，热去则血分平和，阴气日长，前症自除。诸苦寒药多妨胃气，惟青蒿香气先入脾，故独宜于血虚有热之人，以不犯胃气也。

附：白蒿　即蘩蒿。味甘，气平。生水泽。颇似细艾，上有白毛错涩，粗于青蒿，从初生至秋，白于众蒿，故名。可为茹。主风寒湿痹，利膈开胃，捣汁服，去热黄，但发疥疮。外，蒿类甚多，不甚有益，故不备列。

蒲　黄

味甘，气平。水际丛生。春初生苗，至夏抽梗于丛叶中，花抱梗端，屑缀花中，为蒲黄。包络、肝经血分药。凡使：隔三重纸，焙，令色黄用。

主痢血、衄血、吐血、尿血、泻血，利小便，祛心腹膀胱热，妇人通经、崩漏、带下、血癥，儿枕痛，气痛，颠扑血闷，疮毒排脓。

按：蒲黄，破血消肿，生则能行；补血止血，熟则能守。同五灵脂，治一切心腹诸痛。同干姜末，搽①舌肿满口。盖舌乃心之外候，而手厥阴相火乃心之臣使，得干姜，是阴阳相济也。终是补少利多，无瘀者禁用。

蓼　实

味辛，气温。其类有七：紫、赤二蓼，叶小，狭而厚；青、香二蓼，叶亦相似而俱薄；马、水二蓼，叶俱阔大，上有黑点；

①　搽：原作"糁"，据《本草纲目·草部·第十九卷》改。

木蓼，花黄白，子皮青滑。今但以平泽所生香蓼、青蓼、紫蓼为良。凡使：不可多食。

主霍乱，驱血，下水，小儿头疮。

附：苗、叶　主酿酒，去风冷，消痃癖。

王　瓜

即土瓜。味苦，气寒。生平泽、田野及堑垣。三月生苗，其蔓多须，叶圆如马蹄而有尖，面青背淡，涩而不光，六七月开五出小黄花，成簇，结子累累，熟有红黄两色，皮亦粗涩，根似栝楼之小者。凡使：根、子两用。

主诸邪气热结，天行热疾，消渴，内痹瘀血，月闭寒热酸疼，逐四肢骨节中水，散痈肿留血，鼠瘘，止小便数，下乳汁，落胎。又治黄疸变黑疸，生捣汁服，当有黄水随小便出；马骨刺人疮。

按：王瓜与栝楼性同，但主症入血分为多。

大　黄

味苦，气寒。气味俱厚，沉而降，阴也。生羌、蜀。赤茎大叶，根巨若碗，重实锦纹者佳。入胃、大肠、脾、包络、肝五经血分。黄芩为使。凡使：有生、有熟、有蒸，或酒或醋制。

主下瘀血，血闭寒热，破癥瘕积聚，留饮宿食，泻诸实热不通，潮热谵语，除下焦湿热、心下痞满，泄壅滞水气，除痰实、温瘴、热疟、下痢赤白、里急腹痛、黄疸、火疮，通女子经候。

按：大黄能荡涤瘀热，凡瘀热在五经血分者，宜用之。若在气分用之，是谓诛伐无过矣。用之于下，必生用。若邪气在上，必用酒浸，引上至高之分，驱热而下。若生用，则遗至高之邪热，是以愈后或目赤，或喉痹，或头肿，或膈上热疾生矣。仲景泻心汤，治心气不足、吐血衄血，乃本经不足，阳亢无制，血因妄行，用大黄、黄连，虽曰泻心，实泻血中伏火也；治心下痞满，用大黄黄连泻心汤，亦泻脾胃之实热，非泻心也。将入腑而遽下之，则为痞满，乃寒伤荣血，邪气乘虚结于上焦，故曰泻心实泻脾也。未入腑而早下之，则为结胸，乃邪热陷入血分，亦在上焦，大陷胸汤、丸俱用大黄，亦泻脾胃血分之邪也。若结胸在气分，只用小陷胸汤；痞满在气分，只用半夏泻心汤。又，欲通利者，须与谷气相远，下后亦不得骤进谷气，大黄得谷气，便不能通利耳。

牵牛子

味苦、辛，气寒。有毒。生各处。二月生苗，蔓绕墙篱，叶青，有三尖角，七月开花，微红带碧色，八月结实，皮白成球，球内有子四五枚，大如荞麦，有黑、白二种，用取黑者。凡使：水淘，去浮取沉，日干，酒拌蒸三时，或炒熟，舂去皮用。

主气分湿热，三焦壅结，逐痰消饮，通大肠气秘、风秘，利小便，破痃癖气块及腰脚痛，退水肿、蛊毒，杀诸虫，达命门。

按：牵牛，属火，善走。黑者属水力速，白者属金效迟。但能泄气中之湿热，不能泄血中之湿热。仲景治七种湿症及小便不利，俱不用之，何也？盖湿病之根，原在下焦，下焦主血，血中之湿宜苦寒之味，岂可用牵牛辛辣之药泄上焦太阴之气乎？恐血病泻气，终气血俱伤也。以盐水炒，又达命门，走精隧。东垣用治下焦阳虚，佐以沉香、杜仲、破故纸、官桂诸药，深得补泄兼施之妙。

泽泻

味甘、咸，气寒。气味俱厚，沉而降，阴中微阳。生浅水中，惟汉中者佳。叶似牛舌，尾有两歧，独茎而长，秋开花似谷精草，生淮北者不可用。入膀胱、肾经。畏海蛤、文蛤。凡使：酒浸一宿，日干用。

主逐膀胱、三焦停水，脬中留垢，心下水痞，伐肾邪，利小便，渗湿热，止呕吐。又，消渴，泻痢，淋沥，风寒湿痹，疝痛，脚气，下乳，催生。

按：泽泻之功，长于行水。考《素问》及古方，皆取其行利停水而已，惟六味丸与茯苓并用。赵献可则谓取其养五脏，益气力，起阴气，补虚损五劳。惟吴崐①云泽泻甘从湿化，咸从水、从寒、从阴化，故能入水脏而泻水中之火，得其大要矣。况古人用补必兼泻邪，邪去则补自得力，专一于补，必有偏胜之害，献可胡不思之甚耶？

车前子

味甘，气寒。叶上起苗，苗上结子，小如葶苈。入膀胱、肝经。凡使：淘去泥沙，酒蒸，作饼用。

主利水道，导小肠热，除湿痹，去肝中风热、毒风冲眼、赤痛障翳，去暑湿、泻痢、淋沥、产难。

按：车前子能利小便而不走真气，功同茯苓。驻景丸车前、兔丝二物甚奇，盖男女阴中各有二窍，一窍通精，一窍通水，二窍不并开。水窍开则湿热外泄，相火常宁；精窍常闭，久久精足。故《杂录》云：服固精药久，服车前行房即有子。此驻景丸之意也。

木　通

味辛，气平。降也，阳中阴也。生各处。藤蔓大如指，叶似芍药，二叶相对。夏秋开紫花，亦有白者。实如小木瓜，细而白者佳。膀胱、包络经药。凡使：去皮用。

---

① 吴崐：字山甫，号鹤皋、参黄子。明代歙县（今属安徽）人。著有《医方考》《脉语》《内经素问吴注》等。

主利小便，消水肿，宣血脉，通关节，明耳目，治鼻塞，破积聚，除烦渴、多唾、脾疸、喜睡，下乳，堕胎。

按：木通，古称以疏通肝木得名。但其味甘淡，能助西方秋气下降，则入肺泻滞气，而水源得清，津液自化。又入小肠泻湿热，小肠与心为表里，得其通利，则丙丁之火不炎，而肺无邪热之患。盖交相为功者也。于肝木了不相涉，第西金清肃令行，东方自受约束，不敢挟心火为殃，虽谓之疏通肝木亦可，然太迂曲矣。

附：子　白瓤黑核。主翻胃，除三焦热。

附：根　主绞汁，治瘿瘤。

附：通脱木　味淡，气寒。入肺、胃经。主同，力尤胜。

萱草

味甘，气凉。生各处。凡使：绞生根汁用。

主小便赤涩，身体烦热。作菹①，利胸膈，安五脏，令人欢乐。根，治沙淋，下水气；酒疸，捣汁服。

按：萱草，属水，性下走阴分。一名宜男，有微意存焉。

萹蓄

味苦，气平。生各处。苗似瞿麦，叶如竹叶，茎赤如钗股，花绽节间，色微青黄，亦有红色，根如蒿根。

主利小便，驱黄疸。醋煮，杀蛔虫；捣汁，封痂痒。

瞿麦穗

味苦、辛，气寒。降也，阳中微阴。生各处。结实同麦，故名。入小肠、膀胱经。丹皮为使。凡使：用蕊壳，不用茎叶，竹沥浸一时，晒干用。

---

① 菹（zū）：腌菜。

主逐膀胱邪逆、关格、诸癃结、小便热闭，止霍乱，明目去翳，月水不通，破胎，破血块，决痈肿。

按：瞿麦，苦寒兼辛，故性猛利而善下逐。凡膀胱、小肠湿热甚者，用之破结散热，此八正散资为要药也。然止治太阳本经，若心有大热，不得援脏热泻腑之说，以其过于猛利，恐小肠虚者而又服此，则心热未退，小肠愈致燥竭而别作病矣。

海金沙

味甘，气寒。小肠、膀胱药。凡使：七月拔收，衬纸晒地上，以杖敲击，自落细沙，勿见火。

主湿热肿满，小便淋塞，伤寒狂热。

按：海金沙，太阳经血分药，热在二经血分者，宜之。

沙　参

味苦、甘，气微寒。生各处。苗高一二尺，叶似枸杞，有细齿，根似荠苨而肥大，夏开紫花，白蕊，折茎有白汁，九月采根，白而实者佳。入肺经药，又脾经气分药。恶防己，反藜芦。

主肺火久咳、肺痿、常欲眠而多惊烦、胸痹、心腹痛、结热邪气、头痛、皮肌浮风、疝气、恶疮、疥癣，排脓消肿。

按：沙参禀清和之气，苦而微甘，故又入脾。好古谓其养肝，治欲眠而多烦惊者，以肺金得之清肃，而肝自受制也。洁古取其味甘，用代人参，然人参甘苦温，体重实，专补脾胃元气，因而益肺与肾，故内伤元气者宜之。沙参甘淡而寒，体轻虚，专补肺气，因而益脾与肾，故金受火克者宜之。一补阳而生阴，一补阴而制阳。元素曰肺寒用人参，肺热用沙参者，此也。

卷之四

草 部

防 己附：汉防己、木防己①

味辛、苦，气平、寒。阴也。生汉中者，破之作车辐解，黄实而香，茎梗甚嫩，苗叶小似牵牛，折其茎一头，吹之通气；他处者，青白虚软，又有腥气，皮皱，上有丁足子，名木防己。膀胱、大肠本经药。恶细辛，畏草薢，伏硝石，杀雄黄毒。凡使：并刮净粗皮，汉者主水气，木者理风邪。一云汉是根，木是苗。

主腰以下至足血分湿热肿痛，疗中风手脚挛急、口眼㖞斜，止嗽消痰，利大小便，去膀胱留热、疥癣、虫疮。

按：防己，大苦寒，惟十二经真有湿热壅塞及膀胱积热，下注脚气，此诚要药，无可代者。然臭味拂人，妄服之，令人减食。其不可用有四：饮食劳倦，阴虚生内热，元气、谷食已亏，以防己泄大便，则重亡其血，一也；大渴引饮，热在上焦肺经气分，而防己乃下焦血分药，二也；外感风寒，邪传肺经气分，以致小便黄赤不通，此上焦气病，禁用血药，三也；久病之后，津液不行，此上焦虚弱，宜补以甘温，若用防己苦寒，则速其危，四也。大抵上焦气分湿热，宜用通草；下焦血分湿热，流入各经，致二阴不通者，则用防己也。

商陆根

味辛、酸，气温。有大毒。一名樟柳。生各处。叶如牛舌，

---

① 附……防己：据目录补。

茎青赤，至柔脆，秋开花，色有赤白，根如萝苜①而长，色亦有赤白。凡使：取白者，铜刀去皮，薄切，东流水浸二宿，和黑豆蒸半日，去豆，日干用。赤者可敷毒，服之伤人。

主专于行水，与大戟、甘遂异性而同功。

葶苈

味苦、辛，气大寒。沉也，阴中之阴。生各处，彭城者胜。苗高六七寸，叶似芥，花黄结角，子黄细，夏月采。肺经药，亦入大肠、膀胱经。恶僵蚕、石龙芮。凡使：隔纸炒香，或同糯米蒸熟。苦者性猛，甜者迟缓。

主下膀胱水，伏留热气、皮间邪水上出、面目浮肿、肺壅上气、咳嗽喘促、痰饮积聚，通女人月水。

按：葶苈，辛能散，苦能泄，大寒沉阴，能下行逐水，故主诸病。"十剂②"云大黄苦寒泄血闭，葶苈苦寒泄气闭，是矣。但性过于诸药，泄肺伤胃，有泻无补，虚人禁用。

大戟

味辛、甘，气大寒。阴中微阳。有小毒。生平泽。春发红芽，茎空，折之有浆，叶似初生杨柳，根似细苦参，秋冬采，阴干。赤小豆为使，恶山药，畏菖蒲，反甘草③。凡使：惟采正根，不用傍附，用之冷泻难禁，以浆水煮软，去骨，日干用。

主利大小肠、十二水肿、胸腹胀满急痛，破积聚、癥结、

---

① 萝苜：即萝卜。

② 十剂：首见于北齐徐之才《药对》："药有宣、通、补、泄、轻、重、涩、滑、燥、湿十种。"这种药物性能分类法，后人亦用于方剂功用的分类。

③ 甘草：此后原有"海藻、芫花"，系因中药"十八反"歌诀中的"藻戟遂芫俱战草"一句而误增，据文义删。

癖块，下恶血，通月水，堕胎孕，治中风、皮肤瘾疹、颈腋痈肿、天行黄病。

附：苗　名泽漆。味苦、辛。主邪热、浮肿水气。

按：大戟能泄脏腑之水湿，甘遂能行经隧之水湿，白芥子能散皮里膜外之痰气。痰涎为物，随气升降，无处不到，入于心，则迷窍而成癫痫，妄言妄见；入于肺，则塞窍而成咳唾稠黏，喘急背冷；入于肝胆，则留伏蓄聚而成心下痞满，胁痛，干呕，或吐青绿水，寒热往来；入于经络，则痹而疼痛；入于筋骨，则颈项、胸背、腰胁、手足牵引隐痛。陈无择《三因方》并以控涎丹主之，殊有奇效，此乃治痰之本。痰之本，水也，湿也。得气与火，则凝滞而为痰、为饮、为涎、为涕、为澼也。又，痘疮变黑归肾，百祥丸中用以泻肾，其实是泻膀胱之腑，腑泻则脏自不实，实则泻子之意。盖毒胜火炽，则水益涸；风挟火势，则土受亏。故津血内竭，不能化脓而成青黑干陷之症，泻其风火之毒，所以救肾扶脾也。与洁古宣风散意同。

芫　花

味苦，气寒，一云气温。有小毒。生各处。茎紫，长一二尺，密开白花，盈旧枝茎，如紫荆作穗，花落叶生，不堪用矣。决明为使，反甘草。凡使：醋煮十数沸，去醋，水浸一宿，日干用。不可近目。醋炒者，次之。

主利五水，咳逆上气、喉鸣、喜唾、心腹及腰脚膨胀作痛，破积聚疝瘕、水饮痰澼、风痹肢挛、瘴疟。烧灰治金疮、疥癣，生肌止血。

按：芫花，破癖行水之药。水虽肺、脾、肾所主，然有五脏六腑、十二经之部分，上而头面，中而四肢，下而腰脚，外而皮毛，中而肌肉，内而筋骨，脉有尺寸之殊、浮沉之别，当知病在何经何脏，方可用之，误投则杀人如刃矣。如《伤寒论》治太阳症表不解，心下有水气，干呕，发热而咳，或喘，或利者，以小青龙汤发散表邪，使水气自毛窍而出；若表已解，有时头痛，出汗，恶寒，心下有水气，干呕，痛引两胁，或喘，或咳者，以十枣汤驱逐里邪，使水气自大小便而泄；又如内啜水浆，外受湿气，郁而停蓄，流入五脏，而成五饮，久结窠囊，必芫花、大戟、甘遂之性逐水泄湿，能直达水隐窠囊之处，方能有功。但可徐徐用之，不宜过猛，小胃丹差缓，可代十枣。《三因方》① 以十枣汤药为末，用枣肉和丸，以治水气喘急浮肿之症，盖亦善变通者。

续随子

一名千金子。味辛，气温。有毒。生各处。苗如大戟，初生一茎，茎端生叶，叶中复出叶，叶中抽干生实，实黄有壳，秋种冬长，春秀夏实。凡使：去壳，取色白者，纸包，压去油，取霜用。

主妇人血结月闭、涎积癥痕、痰饮及心腹痛、冷气胀满，利大小肠，下恶滞物，蛊毒鬼疰②，涂疥癣疮。

山慈菰③

味辛、苦，气寒。有小毒。俗呼金灯笼。生沙湿地。春初叶萌如韭，二月开花，状若灯笼，色白，瓣有黑点，子结三棱，交夏即槁，与老鸦蒜略同，蒜包裹无毛，光秃，慈菰有毛。凡使：取根，去毛、壳，焙用。

主风痰痫疾，茶调下；龈肿，煎漱；痈肿、瘰疬、结核、粉刺、面黑干，俱醋磨傅之；解蛇虫、狂犬伤毒。

---

① 三因方：即《三因极一病证方论》，宋代陈言撰。
② 疰：原缺，据《本草纲目·草部·第十七卷》补。
③ 菰：同"菇"。江南呼菌类为菰。下同。

按：山慈菰，善散热消结，故治诸症。

甘　遂

味苦、甘，气大寒。纯阳。有毒。生陕西、江东。苗似泽漆，茎短小而叶有汁，根皮赤，肉白，作连珠，大如指。瓜蒂为使，恶远志，反甘草。凡使：面包，煨熟用。

主下五水，散膀胱留热，遍身浮肿，心腹坚满，伤寒水结胸，化痰饮宿食，破癥坚积聚，皮中痞热气肿满，脚气，阴囊肿坠，痰迷癫痫。

按：甘遂，专于泄寒胜热，直达水气所结之处，乃泄水圣药。水结胸中，非此不除，故仲景大陷胸汤用之。又，仲景治心下留饮，与甘草同用，取其相反而立功也。时珍云：肾主水，凝为痰饮，溢为肿胀，甘遂能泄肾经湿气，治痰之本也。河间治水肿，服药未全消者，以甘遂末涂腹，绕脐令满，内服甘草水，其肿便去。《选方》治脚气上攻，结成肿核及一切肿毒，用甘遂末，水调傅肿处，即浓煎甘草汁服，其肿即散。二物相反，而感应如此，乌可轻试哉？

常　山

味苦、辛，气寒。有毒。生川蜀、湖、浙。苗不甚高，茎圆有节，叶似茗而狭长，两两相当，二月开白花，青萼，五月结实，青圆，三子为房，根黄色，形如鸡骨者良。忌菘菜、鸡肉、葱。凡使：生用吐人，酒浸一日，蒸熟，或醋浸，煮熟，则善化痞而不吐。

主瘴疟寒热，破胸腹停水，水胀，洒洒恶寒。又治疟母及腹中积聚、蛊毒、鬼疰、项下瘿瘤。

附：苗　名蜀漆。味辛，气平。桔梗、栝楼为使。主治胁下肥气，导胆邪，余同常山。

按：常山、蜀漆，有劫痰截疟之功，须在发散表邪及提出阳分之后，用之得宜，神效立见。否则，伤真气矣。老弱人尤忌之。

海　藻

味苦、咸，气寒。气味俱厚，纯阳，沉也。生东海。叶如萍藻，根乌色，横着水底石上，如乱发，七夕①采。反甘草。凡使：洗去咸味，黑豆煮一时，日干用。

主利小便，下十二种水，腹中幽幽作声，奔豚气，疝气，脚气，瘿瘤结气，颈下硬核痛，积聚癥瘕，痈肿，五膈痰壅。

按：海藻，咸能软坚、润下，寒能泄热、引水，故能治瘿瘤等疾，使湿热邪气自小便出也。惟北人不宜。

海　带

味咸，气寒。比藻粗长，色黄白，形似纸条，薄而且长，柔软堪系物。

主催生，风淫，兼下水湿、瘿瘤。

昆　布

一名紫菜。味咸，气寒、滑。凡使：东流水煮去咸味，焙干用。

主同海藻。

按：昆布与海藻、带同功，而性更雄。俱不可多食。

荆三棱

味苦、辛，气温、平。阴中之阳。生荆襄陂泽湿地。春时丛生，夏秋抽高茎，茎端复生数叶，开花，茎叶花实俱有三棱，与香附同，但长大耳。状如鲫鱼、黄色、体重者佳，黑色亦可用。入肝经血分，亦入肺经。凡使：入血，醋浸炒；入气，火

---

① 七夕：农历七月七日。

炮。莪亦同。

主坚积结聚、瘀血、宿食、疮肿坚硬，通经，下乳，堕胎。

按：荆三棱，色白，属在气分，能破血中之气，性猛利，与蓬莪莪同。须参、芪同用，方可无弊。

蓬莪莪

味苦、辛，气温。生广南、江浙田野。茎如钱大，高二三尺，叶青白色，长一二尺，大五寸，似蘘荷，根类姜成块生，相对，似卵，大小不一。肝经血分药。凡使：须热火灰中煨透，方可捣碎，或醋炒用。

主积聚，心腹痛，鬼痉，霍乱，冷气，吐酸水，食饮不消，丈夫奔豚，妇人血气。

按：蓬莪莪，色黑，属在血分，能破气中之血，与郁金入心治血之病、姜黄入脾兼治血中之气，稍异。

郁　金

味辛、苦，气温。气味俱厚，纯阳。生各处。苗似姜，根圆，有横纹似蝉肚，色赤似金。如无，山茶花可代。入心及包络、肝经，兼通胃经。凡使：用根。

主血积，下气，冷气结聚，宿血气，心痛，温醋磨服之；凉心止血，鼻血，血淋，金疮，产后败血冲心；又治阳毒入胃，下血频痛；亦治马胀。

按：郁金，属火与土，有水，为调逆气、行瘀血之要药。其性轻扬上行，入心及心包络，能治血治郁也。合升麻治蛊，不吐即下。

姜　黄

味辛，气温，一云大寒。生江、广、川蜀。色黄气烈，过于郁金，形亦比郁金稍大，云是经种三年以上之老姜也。入脾、肝经。

主心腹结积胀痛，下气，破血，风痹臂痛，扑损瘀血，消痈肿。

按：片子姜黄，能入手臂治痛，其兼理血中之气，可知。

射　干

味苦，气平。阳中阴也。生各处。叶似蛮姜而狭长，排列如翅羽，六月开花，如萱草而小，黄红色，瓣上有细纹，根多须，三月采，阴干。入肺、脾、肝经。凡使：米泔浸一宿，日干用。

主咳逆上气，喉痹咽痛，散结气，破疝癖，苦酒摩涂肿毒，去胃痛，老血在心脾间，治疟母、月闭、疝。

按：射干，属金，有木与火，行太阴、厥阴之积①痰，使结核自消。又，厥阴湿气，因疲劳而发便毒，取二三寸，与生姜同煎，食前服，利三两行，甚效。又，孙真人治喉痹，有乌扇膏；仲景治咳逆上气，喉中作水鸡声，有射干麻黄汤；治疟母，鳖甲煎，亦用乌扇烧过，皆取其降厥阴相火也。火降则血散肿消，痰结自解，癥瘕自除。

蚤　休

味苦，气微寒。有毒。生山谷。一茎独上，无旁枝，茎中生叶，叶心抽茎，年久发三四层，上有金线垂下，故名金线重楼，俗呼七叶一枝花也。五月采。肝经药。凡使：用根，或摩酒服，或摩醋敷。

主惊痫、摇头弄舌、热气在腹中、胎风手足搐、疟疾寒热、痈疮，除蚀，下三虫，去蛇毒。

---

① 积：原缺，据《本草纲目·草部·第十七卷》补。

白藓皮

味苦，气寒。降多于升，阴也。生各处。苗茎尺余，叶似槐叶稍白，四月开花，淡紫，如蜀葵略小，根仿佛蔓青，心实，皮白黄色，二月采根，作羊膻气，迟则虚恶矣。恶茯苓、桔梗、海螵蛸。凡使：水洗，去粗皮用。

主五疸，咳逆，风痹，淋沥，时疾头疼，目痛，腹中大热，一切热毒赤烂，眉发脱落，女子阴中肿痛，小儿惊痫。

按：白藓皮，气寒善行，味苦性燥，脾胃经去湿热药也。兼入肺与大肠，又为诸黄、风痹要药，非止为外科用也。

白　前

味甘、辛，气微温。叶似柳，苗似芫花、前胡，根长似牛膝，但坚脆易断。凡使：甘草水①浸一宿用。

主咳嗽上气，胸胁烦闷，气逆上冲，呼吸欲绝，不得眠，喉中作水鸡声，并治奔豚上气。

按：白前，主一切气，古人气嗽方中用之，又能保定肺气，以温药佐使尤佳。

白　微②

味苦、咸，气平、大寒。苗、茎、叶与白前颇同，根亦似牛膝，但短小柔软耳。入胃、大肠经。恶黄芪、大黄、干姜、干漆、山茱萸、大枣。凡使：同白前。

主中风，身热支满，忽忽不知人事，温疟，鬼邪，淋露，带下，兼下水气。

---

①　水：原缺，据《本草纲目·草部·第十三卷》补。
②　白微：即白薇。下同。

白 敛[①]

味苦、甘，气平、微寒。随处蔓生深林。茎端有五叶，如小桑，五月开花，七月结实，根如鸡鸭卵，三五同窠。入药宜同白及，代赭石为使，反乌头。

主结气疼痛，温疟，惊痫，阴户肿疼，火灼[②]汤泡，背痈疔肿。

三白草

味甘、辛，气寒。有小毒。生临池泽。苗高二三尺，茎如蓼，叶如青箱，根长白，虚软，有节、须，初生无白，入夏其巅三叶，三次变白如霜。凡使：取根。

主大小便闭、脚膝气壅、痞满、痎疟、痰癖积聚，疔肿。

马兜铃

味苦，气寒。阴中之阳。生各处山谷。蔓藤绕树，叶如山蓣而厚大，背白，六月开黄紫花，似枸杞花，七月结实如铃，五瓣。入肺经。凡使：去草膜，取向里匾子，微炒用。

主清肺气，去肺中湿热，疗肺热咳嗽，痰结喘促，连咳不止，血痔瘘疮。

按：马兜铃实，寒清肺热，苦辛降肺气，阿胶散用之，非取其补，取其清热降气也，邪去则肺安矣，其阿胶、糯米正补也。汤剂中，用多亦作吐。

漏 芦

味苦、咸，气寒。茎如筯，叶似白蒿，有荚，花绽荚端，

---

① 白敛：即白蔹。下同。
② 灼：原作"煨"，据《本草纲目·草部·第十八卷》改。

色黄，子似麻子，作房，根如蔓菁，细黑，出单州者胜。入胃经。连翘为使。凡使：用甘草蒸，去甘草用。

主皮肤热，恶疮，疽，痔，湿痹，风赤眼，肠风，尿血，下乳。

按：漏芦，苦下泄，咸软坚，寒除热，乃寒而通利之剂。

大小蓟草

味苦、甘，气温。虽系两种，气味不殊。生各处。惟北平蓟门者胜。大蓟，苗高三四尺，叶多青刺而皱，花红，如髻。小蓟，止尺许，花亦如之，但叶刺而不皱为异。

主呕血、衄血、暴下血、血崩、九窍出血、金疮流血不止，破瘀血，生新血。

按：大蓟，凉而能行，行而带补，故主治诸血病。小蓟，力微，只可退热耳。又按：大小蓟皆能破血，但大蓟兼疗痈肿，而小蓟专主血，不能消肿也。

刘寄奴

味苦，气温。生各处。茎似艾蒿，长三四尺，叶似山兰草而尖长，一茎直上，有穗，叶互生，子似稗而细，六七月采。凡使：茎、叶、花、子皆同。

主通经，破结，下气，消胀，止金疮血，汤火疮尤妙。

蒲公英

味苦，气平。生田侧道旁。叶如苦苣，有细刺，花似金钱，开茎端，茎空如葱，折有白汁，开罢花，飞絮随起。入肾经，亦入脾、胃经。

主痈肿、结核、乳痈，疔疮。

按：蒲公英，即今地丁，解热凉血，专治痈肿，服罢欲睡，是其功也。睡觉微汗，病即安矣。东垣言为肾经本药，惜无知而用者。

白头翁

味苦、辛，气寒。可升可降，阴中阳也。生各处。苗作丛，柔软而长，叶生茎端，有细白毛而不滑泽，风来反静，无风则摇，近根底白茸寸余，根紫色。入胃、大肠经。

主温疟，阳狂，寒热，癥瘕积聚，瘿瘤，瘰疬，鼻衄，疝肿，赤毒下痢，金疮，秃疮。

按：白头翁，除热凉血之剂。暑伏足阳明则发温疟，伏手阳明则病毒痢，仲景治热痢后重用之。盖痢则下焦虚，故以此苦寒之剂坚之；温疟则暑毒盛，必以此苦寒之药解之。若男子阴疝偏坠、小儿头秃、腥羶鼻衄，无此则不能取效。

王不留行

味苦，气平。生各处。苗高一二尺，三四月开红白小花，如铎铃状，实壳有五棱包，实如豆大，生白熟黑，正圆如细珠，苗、子皆可用。阳明、冲、任三经药。凡使：拌湿，蒸三时，以浆水浸一宿用。

主风痹、游风、风疹、鼻衄、金疮，止血，逐痛，痈疽恶疮、瘘乳、难产，出竹木刺。

按：王不留行能走血分，俗有"穿山甲、王不留，妇人服了乳长流"之语，可见其性矣。

木鳖子

味甘，气温。有小毒。生楚南。春生苗作藤，叶如葡萄，有五桠，青色，面光，四月开黄花，六月结实，子形扁，礌碙①，大如围棋子，仁青绿色。入药，去油者。

主消痞块、疳积，醋磨敷肿毒恶疮。

草麻子

味苦、辛，气平。有小毒。叶厚而大，茎赤有节，如甘蔗，高丈余，秋生细花，实似巴豆，色斑，壳上有刺。勿用黑天赤利子。反炒豆油，伏丹砂、粉霜。凡使：盐汤煮半日，撇去沫，至滴水不散为度。

主偏风、瘰疬、舌胀、喉痹，催生，下胎，追脓取毒。

按：草麻属阴，其性善收吸，故能追脓取毒。亦外科要药，能出有形之滞物故也。盖鹈鹕油能引药气入内，草麻油能拔病气出外，诸膏故多用之。一人病偏风，手足不遂，用此同羊脂、麝香、鲮鲤甲等药煎作摩膏，日摩数次，月余渐复，兼服搜风、化痰、养血之剂，三月而愈。一人手背一块肿，用此捣膏贴之，一夜愈。一人病气郁，偏头痛，用此同乳香、食盐捣贴太阳穴，一夜痛止。一妇产后子肠不收，捣仁贴丹田，一夜而上。此药外用屡奏奇勋，但内服不可轻率。

草乌头

味辛，气大热。有大毒。生各处。苗、花、实与川乌头相同，但此系野生，毒更甚焉。凡使：乌豆同煮熟，去毒用。

主搜风胜湿，冷痰包心，顽疮，堕胎。

按：草乌头、射罔乃至毒之药，非若川乌头、附子，人所栽种，加以酿制，杀其毒性之比。止能搜风胜湿，开顽痰，治顽疮，以毒攻毒而已。凡风寒湿痹，骨内冷痛及损伤入骨，年久发痛，或一切阴疽肿毒，并宜草乌头、南星等分，少加肉桂为末，姜汁、热酒调涂，未

---

① 碙碙：树木多节。

破者能内消，久溃者能去黑烂。二药性味辛烈，能破恶块，逐寒热，遇冷即消，遇热即溃。

附：乌喙　一名两头尖。味辛，气微温。有大毒。主风湿，肾湿，阴寒历节，痛引腰背，痈肿脓结，堕胎。

附：射罔　味苦。大毒。主恶毒蛇咬，先取涂四畔，渐渐近疮。有新血及新伤破，涂之立杀人。

菴䕡子

味苦，气微寒。生各处。叶似菊而薄，多细叉，背皆青色，高四五尺，茎白色，如艾茎而粗，八九月间开细花，淡黄色，结细实如艾实，极易繁衍，艺花者以之接菊。入肝经血分。荆实、薏苡为使。

主五脏瘀血，腹中水气，胪胀，风寒湿痹，打扑，月闭，产后血气痛。

黄药子

味甘，气平。生各处。茎高二三尺，柔而有节，似藤，实非藤也，叶大而拳，根长尺许，外褐内黄，亦有黄赤色者，根紧重者为上。

主凉血降火，瘿瘤、喉痹、恶肿、疮瘘、蛇犬咬毒。治马心肺热。

白药子

味辛，气温。出原州。三月生苗，叶似苦苣，四月抽赤茎，长似壶卢，六月开白花，八月结子，亦名瓜蒌；生江西者，叶似乌桕，子如绿豆，至六月变成赤色。凡使：用根，洗、切，日干用。

主散血降火，消痰止嗽，解喉痹及肿毒、金疮，生肌。亦治马热。

贯众根

味苦，气微寒。多生山阴近水处。数根丛生，一根数茎，茎大如筋，其涎滑，其叶对生，如狗脊而无锯齿，青黄色，面深背浅，根曲而有尖嘴①，黑须赤。小豆为使。

主腹中邪热毒气、癥瘕、头风、鼻血、下血、斑疹毒、漆毒、金疮，下骨鲠②，杀三虫，去寸白。

紫背天葵

味苦、甘，气寒。叶似胡荽，根如香附子，三月采，阴干。伏云母、石钟乳粉、曾青毒。

主内服、外敷，消乳痈。擂汁，治喉痹。

凌霄花

味酸，气微寒。田野生。蔓得木而上，高数丈，一枝数叶，尖长有齿，深青色，自夏至秋开花，一枝十余朵，大如牵牛花，而头开五瓣，赭黄色，有细点，秋深更赤，八月结荚，如豆荚，长三寸许，其子轻薄如马兜铃仁，根长亦如马兜铃状。凡使：秋后采，阴干。

主妇人产乳余疾，崩漏，癥瘕，血闭，寒热羸瘦，血膈，喉痹。

按：凌霄花，行肝经血分，能去血中伏火，故治诸疾。且补阴甚捷，盖有守而独行者。

百 部

味甘、苦，气微温，又云微寒。生各处。春生苗，作藤蔓，

---

① 嘴：原缺，据《本草纲目·草部·第十二卷》补。
② 鲠：原作"硬"，据《本草纲目·草部·第十二卷》改。

叶似竹叶，大而尖长，面青色而光，根有数十条，黄白色。凡使：竹刀劈去心皮，风干，酒浸，火焙用。

主肺热，传尸骨蒸，杀痨虫、蛔虫、寸白虫、蛲虫。烬之，杀蛀虫；作汤洗牛，去虱。

按：百部，亦天门冬之类，故治肺病。但百部功长于杀虫，气温，治寒嗽；天门冬气寒，治热嗽为异。

石龙芮

味苦，气平。生水泽，高尺许，苗丛生，圆茎分枝，一枝三叶，叶多细缺，根如荠，四五月开黄花，结实如豆大，子如葶苈，即芮也；陆生，叶毛，子锐，不及水生者。

主风寒湿痹，心腹邪热，胃热作满，补阴气不足，失精，茎冷，令人有子。

按：石龙芮乃平补之药，功与枸杞，覆盆子埒，世不知用何哉？

半边莲

味辛，气平。生阴湿塍堑。就地细梗引蔓，节节生细叶，秋开小花，淡红紫色，止有半边，如莲花状。

主疟疾寒热、寒齁、气喘。捣汁，涂蛇虺①伤。

玉簪根

味甘、辛，气寒。

主同凤仙。

凤仙子

味微苦，气温。有小毒。

主噎膈、产难、积块，下骨鲠。

---

① 虺：原作"虬"，据文义改。

按：凤仙子，其性急速，故能透骨软坚。烹鱼肉者，投数粒即烂。同玉簪根，着齿即落。

附：花　味甘、滑，气温。无毒。主蛇伤，腰胁引痛不可忍。

附：根、叶　味苦、甘、辛。有小毒。主下骨鲠，误吞铜铁，杖捶肿痛。

鸡冠花

味甘，气凉。苗、子同。

主痔漏下血、赤白下痢、赤白带下。分赤白用。

甘焦[①]根

味甘，气大寒。用有子者，秋后采。

主敷背痈热毒、产后血胀闷、天行热狂、消渴，俱绞汁服之。又治头风、游丹。

地肤子

味苦，气寒。生平泽。茎有赤有黄，叶如荆芥，花黄白，子青白色，老时可作帚。

主膀胱热，利小便，去皮肤中热气，起阴痿，治丹毒、疝瘕、恶疮。

按：地肤子、甘草，虚而多热者，加用。苗、叶能益阴气，通小肠，阴益则阳化，故治淋甚效。亦东垣治小便不通，用黄柏、知母滋肾之意。

藜芦

味辛、苦，气寒。有毒。生深谷。三月生苗，叶似车前，

---

① 甘焦：即甘蔗。下同。

茎似葱白，青紫色，苗高五六寸，上有黑皮，裹似棕皮，花肉红色，根长四五寸，黄白色，三月采根，近水者不中用。黄连为使，反细辛、芍药、人参、沙参、紫参、丹参、苦参，恶大黄。凡使：去头，糯米泔煮三时用。

主蛊毒、哕逆、肠澼、风涩、暗风、痫病、喉痹、鼻瘜、头疡、疥瘙，去死肌，杀诸虫。

按：藜芦，不入汤药，哕逆用之，亦反胃用吐法，去积痰之义。吐药不一：常山吐疟痰[1]，瓜丁吐热痰，乌附尖吐湿痰，莱菔子吐气痰，藜芦则吐风痰。

旱莲草

味甘、酸，气平。生湿地。叶若旋覆花，细白色，实若莲房，折茎汁出，须臾而黑。入肝、肾、胃、大小肠经。

主血痢、火疮，乌须发，系臂截疟。

按：旱莲草，功主凉血益血，亦性禀北方纯阴故也。

清风藤

生天台山。苗蔓延木上，四时常青。凡使：用茎。

主风湿流注历节，鹤膝，麻痹，瘙痒，扑损，疮肿。

络　石

味苦，气寒。包石而生，其蔓折之有白汁，叶小而厚，面青背淡，涩而不光，有尖叶、圆叶二种，功用相同，络木者无用。凡使：粗布揩去毛、子，以熟甘草水浸一宿用。

主小便白浊，喉舌肿闭，敷痈肿、金疮、蝮蛇疮。

按：络石，性质耐久，气味平和，治心肾不交，致土邪干水而成

---

① 疟痰：原作"痰疟"，据《本草纲目·草部·第十七卷》改。

白浊，用络石、人参、茯苓二两，煅龙骨一两，为末，空心，米饮下二钱，乃洁源清流之上品也。

虎耳草

味微苦、辛，气寒。有小毒。生阴湿处，亦可栽石山上。一茎一叶，如荷盖，大如钱，叶背有细毛，夏开淡红小花。

主瘟疫，擂酒，生服；捣汁，滴聤耳；烧烟，薰痔肿。

马　勃

味辛，气平。生湿地及腐木上。大如斗，小亦如升，紫色，虚软，状如狗肝，弹之粉出。肺经药。凡使：以布张开，于上摩擦，以器承粉用。

主肺热喉痹，衄血，失音，傅恶疮、马疥及大头瘟。

羊踯躅花

味辛，气温。有大毒。生各处。树高二尺，叶似桃叶，花五出，蕊瓣皆黄，气味恶。忌面。

主恶毒，诸痹，鬼疰，蛊毒。

按：羊踯躅，不入汤使，古方间用，止以分计。惟红花者，俗名映山红，则无毒也。

酸　浆

即灯笼草。味苦，气寒。生各处。与龙葵一样，但龙葵茎光无毛，花白色，五出，结子无壳；酸浆开花黄白色，紫心白蕊，状如杯，但有五尖，结一铃壳，凡五棱，一枝一颗，下悬如灯笼之状。苗、叶、茎、根皆入药用。

主骨热、咳嗽、咽痛、腹内热结、目黄、大小便涩，杀虫，落胎，并煮汁饮。

按：酸浆，苦能利湿除热，轻能治上焦，故清肺而化痰也。

石 韦

味辛，气平。生各处阴崖。叶长者近尺，阔寸余，柔韧如皮，背有黄毛，亦有金星者，凌冬不凋。凡使：去黄毛，恐射人肺，微炙用。

主五癃，淋沥，遗溺，崩漏，金疮。

芦 根

味甘，气寒。生水泽。须要逆水生，并黄泡肥厚者。凡使：去须、节、赤黄皮用。

主骨蒸、肺痿、反胃、胃中热、伤寒内热烦闷、消渴、泻痢人渴、孕妇心热，解狗、马肉毒。

附：笋　味小苦，气冷。主解膈间客热，诸鱼肉毒。

按：芦根，甘能益胃，寒能降火，故治诸病。

菰 根

味甘，气大寒。生水泽。叶如蒲苇，尖长，可饲马、作荐，岁久者，中心生白苔，如小儿臂。凡使：捣烂，绞汁。

主肠胃热痛，止消渴，除目黄，利大小便。烧灰，和鸡子白，涂火烧疮。杂鲫鱼为羹，开胃，解酒毒，压丹石毒。

茅 根

味甘，气寒。生各处。入药用白茅根。其茎短小，三四月开白花，成穗，结细实，白软如筋，有节，可盖屋，其根甚长。余菅茅、黄茅、香茅、芭茅，不如白茅根入药最胜。

主瘀血，血闭，寒热，诸血吐衄及尿闭，五淋，客热在肠胃，伤寒哕逆，肺热喘急，水肿，黄疸，酒毒，消渴，妇人崩漏，月经不匀。

按：茅根，甘能除伏热，利小便，故能主诸血、哕逆、喘急、消渴、黄疸、水肿，世①因微而忽之，惟事苦寒之剂，致伤冲和之气，乌足知此哉！

苎　根

味甘，气寒。生各处。苗高七八尺，叶如楮叶而无叉，面青背白，有短毛，根黄白轻虚，二八月采。

主天行热疾，大渴大狂，止消渴，通五淋，胎产前后发热烦闷，敷丹毒，服金石人热燥，署蛇虫咬。

按：苎根，大能除热、补阴而行滞血，人多忽之。与产妇作枕，止血晕；产后腹痛，以苎安腹上即止也。

蜀　葵

味甘，气微寒而滑。处处植之。茎高五六尺，叶似丝瓜而有歧叉，花似木槿而大，惟红白二色入药。

主淋沥，下痢，催生，赤白带。

按：蜀葵，寒滑润利，凡气血之燥，皆能主之。

附：冬葵、黄蜀葵、菟葵、龙葵　主治多同。

干　苔

味咸，气寒。生海中。如韭菜，彼人干之为脯，与陟厘生水中石上者不同。

主瘿瘤结气，心腹烦闷。吹鼻，止衄血。消茶积。

附：屋游　味甘，气寒。系生屋上阴处苔。主利膀胱吊气，浮热在皮肤，时气烦闷，小儿痫热。

附：垣衣　味酸，气冷。系生砖墙上苔。主黄疸。

附：土马骔　味咸，气冷。系生土墙上，比垣衣更长。主

---

① 世：此后《本草纲目·草部·第十三卷》有"人"字，于义为胜。

热毒、衄血、骨蒸。

　　附：陟厘　味甘，气大温。系生水中石上，如发。主捣汁，治天行病心闷，止泄痢，消谷，温中。

　　附：井底苔　味甘，气大寒。主水肿、漆疮、热疮。

　　附：船底苔　味甘，气冷。主天行狂病、鼻洪、吐血。

　　附：瓦松　味酸，气平。主口中干痛、血痢、大肠下血，烧灰服。

　　按：干苔等，皆感瓦石之气而生，故治疗不甚相远。

使君子

　　味甘，气温。生交、广、闽、蜀。藤如葛，绕树而上，叶如五加叶，五月开花，一簇一二十葩，细色如海棠，实长寸许，五瓣合成，有棱，先时半黄，老则紫黑，仁长如榧仁，色味如栗，久则油黑不可用。

　　主小儿五疳、小便白浊、泻痢，健脾胃，除虚热，杀虫。

　　按：使君子、榧子，甘而杀虫，余杀虫药多苦辛也。每月上旬，侵①晨空腹食数枚，或以壳煎汤咽下，次日虫皆死而出，饮热茶即泻。此物味甘气温，既能杀虫，又益脾胃，所以敛虚热、止泻痢，为小儿诸病要药。多食亦损人。

孩儿茶

　　味甘、涩，气平。出南方诸国。小块润泽者为上。

　　主清上膈热痰，生津，除湿，一切诸疮，定痛生肌。

甘松香

　　味甘，气温。生黔、蜀。细叶，引蔓丛生。得白芷、附

---

　　① 侵：到，临近。

子良。

主恶气，卒心腹痛满，去郁气，风疳，齿𧏾。

山　柰

味辛，气温。生广中。根、叶皆如生姜，作樟木香气，干则皮赤黄色。

主暖中，辟瘴，心腹冷气痛，寒湿霍乱，风虫牙痛。

景　天

味苦，气平。人多栽石山上。二月生苗，脆茎，微带赤黄色，高一二尺，折之有汁，叶淡绿色，光泽柔厚，状似长匙头而不尖，夏开小白花，结实如连翘而小，中有黑子如粟粒。苗、叶、花并入药。

主风疹恶痒，赤眼，头痛，火疮，丹毒，游风，带下。

鹅不食草

味辛，气温。生石缝及阴湿处。小草也，高二三尺，冬月生苗，细茎，小叶，形如嫩胡荽，气辛薰不堪食，夏开细黄花，结细子，极易繁衍，僻地则铺满也。汁制砒石、雄黄。

主通鼻气，去目翳，开耳聋，吐风痰、疟痰，齁𪘓，头脑痛及痔病疮肿。

按：鹅不食草，气温而升，味辛而散，能通于天，头与肺，清气所居，与天同体，故主治之。

卷　柏

味辛、甘，气平。生山谷石间。宿根紫色，多须，春生苗，似柏叶而细，拳挛如鸡足，高三五寸，无花、子。凡使：盐水、井水各煮一时，晒、焙用。

主咳逆，脱肛，淋结，头中风眩，癥瘕，血闭，绝孕。生用，破血；炙用，止血。

按：卷柏，辛能散结、润燥，甘能缓中、益血，故主诸病。

狼　毒

味辛，气平。有大毒。生陇西。叶似商陆，茎叶上有毛，根皮黄、肉白，重实者良，浮虚者劣。黑大豆为使，恶麦句姜，畏密陀僧。

主积聚、痰饮、癥瘕、诸恶疮、鼠瘘，杀虫。合野葛纳耳中，治聋。

卷之五

木　部

桂

味甘、辛，气大热。有小毒。纯阳而浮。生交趾、桂林者，名菌桂；皮薄而卷若筒，又名筒桂。生广南者，名牡桂；味薄皮厚，肉理粗虚如木，又名木桂。其名肉桂者，即菌牡去皮是也；其名桂心者，即菌牡去内外皮是也；其名桂枝者，即菌牡之枝梗也；其名官桂者，即菌牡上品供官之桂也。余月桂等不入药。桂枝入膀胱经，桂心入心经血分，桂肉入肾、脾经血分。忌生葱、石脂。凡使：勿见火。

桂　枝

主伤风头痛，调荣解表，去皮肤风湿，横行治手臂痛风、心痛、胁痛及上气咳逆、结气喉痹。

按：桂枝，气薄则发泄，故上行而发表。桂肉，气厚则发热，故下行而补肾。此天地亲上亲下之道也。仲景治伤寒当汗者用桂枝，又云汗多者用桂枝，一物而二用者，以太阳中风，阴弱者汗自出，卫实营虚，故发热汗出。又云太阳病发热汗出，此为营弱卫强，阴虚[①]阳必凑，故皆用桂枝发汗，调其营气，则卫气自和，风邪无所容，遂自汗而解，非桂枝能开腠理发出其汗也。汗多用桂枝者，以之调和营卫，则邪从汗出而汗自止，非桂枝能止汗也。以姜、枣为使者，辛甘

---

① 阴虚：原缺，据《本草纲目·木部·第三十四卷》补。

能发散，又以行脾胃之津液而和营卫，不专于发散也。麻黄汤不用姜、枣，专于发汗，不待行其津液也。

肉 桂

主沉寒痼冷，益火消阴，温中健胃，坚骨强筋，咳逆上气，喉痹，定吐，止泻，破瘀，堕胎，下胞衣。

按：肉桂、桂心，甘入血分，辛能横走，大热则通行，尤益命门真火。盖天非此火不能生物，人非此火不能蒸糟粕而化精微，脾胃之气立尽，不能有生矣。所以一切阴寒之症资消阴翳，而病属火热者，毫不可用也。又能疏导肝气以破血瘀，大热行血，故堕胎产；直入肝肾，故利筋骨。补阴药中用二三分，可行□滞。至于喉痹、咳逆，则从治而引火归元也。内托痈痘，引血化脓，亦必痈痘阴寒，血脉凝滞，用其热以通迅而已。曾世荣言小儿惊风及泄泻，并宜用五苓散泻丙火、渗土湿，内有桂，能抑肝风而扶脾土。《医余录》云：有人患赤眼肿痛，脾虚不能食，肝脉盛，脾脉弱，用凉药治肝则脾愈虚，用暖药治脾则目愈痛，但于温平药中倍加肉桂，制肝而益脾，一治两得之，故曰木得桂而枯是也。有孕者炒用，乃不堕胎。

桂 心

主风寒痛痹，心腹冷痛，破血结、疝癖癥瘕，膈噎胀满，内托痈痘，引血化脓，喉痹。

按：桂心、桂肉，只是一物，主治原同，但兼入心稍别。古人不分症治，而后人分之，姑存之可也。

柏 实

味甘，气平。生各处，泰山者佳。子圆，叶大片如云母，叶皆侧上，有微赤毛者宜入药外，花柏叶，其树浓叶成朵，无子；丛柏叶，其树绿色，并不入药。入肝、肾经。畏菊花。凡使：蒸熟晒裂，舂簸取仁，炒，研用。

主润肝，养心气，益五脏气，滋肾燥，止汗，定悸，历节，腰中重痛，肾中冷脓宿水，百邪鬼魅，小儿惊痫。

按：柏子仁，性平，不寒不燥，味甘而补，辛而润，其气清香，能透心肾，益脾胃，滋养之上品也。

柏　叶

味苦，气微温。牡蛎、桂为使，畏菊花及面曲，入酒不拘。

主吐血、衄血、痢血、冷风历节疼痛，去湿痹，杀五脏虫，女人崩中赤白。皮，敷汤火伤，止痛。

按：柏叶，属阴与金，禀坚凝之质而善守，随月建方采叶，取其多得月令之气，为补阴要药。然其气微香，则又能和阳而不偏于阴矣。

杜　仲

味辛，气平。气味俱厚，沉而降，阴也。折之多白丝者佳。肝经气分药。恶玄参、蛇蜕。凡使：去粗皮，姜汁润透，炒去丝用。

主肾冷、肾劳、腰脊挛、腰膝痛，强志坚骨，除阴下痒湿、小便余沥。又，润肝燥，补肝经风虚。

按：杜仲，古方只知滋肾，好古言是肝经气分药，润肝燥，补肝虚，发昔人所未发。盖肝主筋，肾主骨，肾充则骨强，肝充则筋健，屈伸利用，皆属于筋，杜仲入肝而补肾，子能令母实也。

山茱萸

味酸，气平。阳中之阴。生各处。木高丈余，叶如梅有刺，二月开花如杏，四月结实如酸枣，赤色。入肝、肾经气分。蓼实为使，恶桔梗、防风、防己。凡使：酒润，去核；不去，滑精。

主脑骨痛，止耳鸣，强阴益精，暖腰膝，逐寒湿痹，老人尿不节，妇人月水不足。

按：山茱萸，气温主补，味酸主收，下部虚寒者，用之补养肝肾以益其源，则五脏安和，闭者通，利者止。故虽涩剂而能通发，六味丸用之，正取其补收肾气而不伤于热耳。

酸枣仁

味酸，气平。生北地。似枣木而皮细，花似枣花，八月结实，似枣而圆小，味酸。采实，取核中仁。入肝经。凡使：炒仁用。

主烦心不得眠，脐上下痛，血晕，久泄，虚汗，烦渴及心腹寒热，邪结气聚，四肢酸痛，湿痹。

按：酸枣仁，本入肝经，而心则其所生者也，脾则其所制者也，胆又其相依之腑，故并入之。《圣惠方》① 云：胆虚不眠，寒也。炒熟为末，竹叶汤调服。盖肝胆相为表里，血虚则肝虚，肝虚则胆亦虚，得熟枣仁之酸温以旺肝气，则木来克土，脾主四肢，又主困倦，所以睡也。《济众方》② 云：胆实多睡，热也。生研为末，姜、茶汤调服。亦以枣仁秋成者也，生则全金气而能制肝木，肝木有制，则土不受侮，而运行不睡矣。

枸杞子

味苦、甘，气凉。生各处，惟河西甘州，并是大树，子圆如樱桃，红润甘美，所以为佳。入肾、肺经。根、苗、花俱同。

主去虚劳，补精气，滋肾润肺，心病嗌干，心痛，渴而引

---

① 圣惠方：即《太平圣惠方》，宋太宗赵光义命翰林医官王怀隐等人编撰，书成于 992 年。共 100 卷，分 1670 门，载 16834 首方剂。

② 济众方：即《简要济众方》，宋代周应编，5 卷。

饮，肾消，明目。

地骨皮附：苗①

即枸杞根，苗名天精。味苦、甘，气寒。升也，阴也。入肾、三焦经。凡使：东流水浸，刮去皮，捶去心，甘草汤浸一宿，焙干用。

主有汗骨蒸，在表无定风邪，泻肾水，降肺中伏火，去胞中火，退晡热，疗上膈吐血，煎汤漱口，止齿血，治风湿痹，去骨槽风。

按：地骨皮苗乃天精，苦甘而凉，上焦心肺客热宜之；根乃地骨皮，甘淡而寒，下焦肝肾虚热宜之。皆三焦气分之药，所谓热淫于内，泻以甘寒也。子则甘平而润，性滋而补，不能退热，止能补肾润肺，生精益气，乃平补之药。所谓精不足者，补之以味也。分用则各有所主，兼用则一举两得。世用芩、连苦寒治上焦之火，黄柏、知母苦寒治下焦阴火，久服致伤元气，而不知枸杞、地骨皮甘寒平补，使精气充而邪火自退之妙。若脾胃弱而泄泻者，勿入。

茯 苓

味甘、淡，气平。气味俱薄，浮而升，阳也。松脂入地，千岁为茯苓，大如斗，坚如石者绝胜，轻虚者不佳。白入肺、膀胱经气分，赤入脾、心、大肠经血分。恶白敛，畏地榆、雄黄、秦芄、龟甲，忌米醋及酸物。凡使：去皮、心，捣细，于水盆中搅浊，浮者滤去之。

主胸胁逆气，忧恚惊悸，心下结痛，寒热烦满，咳逆，口焦舌干，消渴，好睡，大腹，淋沥，膈中痰水，水肿泻泄，肾积奔豚，小儿惊痫，妇人安胎。

---

① 附苗：原缺，据目录补。

附：赤茯苓　　主破结气，泻心、小肠、膀胱湿热，妇人安胎。

附：茯苓皮　　主水肿、肤胀。

按：白茯苓，气味淡而渗，上行心脾，下入肾经，先升后降，乃通行三焦之药。虽云淡渗，然味甘属土，不走真气，佐以补药下行，亦补虚而固肾。东垣云：小便结者能通，多者能止。《素问》云：肺气盛则便数。肺气盛者，实热也。甘淡以渗其热，故能止也。丹溪云：阴虚者不宜。乃肺虚、心虚、胞热、厥阴病者，皆虚热也。必上热下寒，脉虚而弱，法当用升阳之药升水降火；膀胱不约，下焦虚者，乃火投于水，水泉不藏；脱阳之症，其人必肢冷脉迟，法当用温热之药峻补其下。故俱曰不宜也。

茯　神

味甘，气平。主风眩，风虚，五劳，口干，惊悸，多恚怒，虚而小便不利者加用之。

附：神木　　心内木也。主偏风，口面㖞斜，脚气痹痛，诸筋挛缩，心神惊掣，虚而健忘。

按：茯神、茯苓，主皆同，但抱根而生，有依附之义，故风眩、心虚、魂魄不安者，乃其专掌也。

吴茱萸

味辛，气温。有小毒。气味俱厚，阳中阴也，半浮半沉。生吴地者胜。以小而陈者入药，闭口者不用。入脾经血分、肝肾经气分。蓼实为使，恶丹参，伏石。凡使：深汤浸去苦烈汁，七次始用。

主温中下气，痰冷逆气，饮食不消，心腹诸冷绞痛，厥阴痰涎头痛，冲脉为病，逆气里急，阴毒腹痛，吞酸泄泻，疝气，脚气，水肿，大肠壅气，遍身瘰①痹刺痛，杀三虫，齿䘌，鬼魁痓气。

按：吴茱萸，辛热能散能温，苦热能燥能坚，故所主皆散寒温中、燥湿解郁之功而已。古云川椒善下，吴茱萸善上，食茱萸者有冲膈、冲眼之害，何以咽喉、口舌生疮者，醋调末贴两足心，移夜便愈？宗奭②云：此物下气最速，肠虚人服之愈甚。谓之上行不下，似不然也。

附：食茱萸　一名辣子。味辛、苦，气大热。主心腹冷气痛，食不消，冷痢，带下。

按：辣子能暖胃燥湿，功同吴茱萸，但力少劣尔。

女贞实

味苦，气平。生各处。与冬青相类，叶皆厚而柔长，绿色，面青背淡。但女贞叶长者四五寸，子黑色，今人呼为蜡树；冬青叶微团，子红色为异。入肾经。

主强阴，健腰膝，去风热。

按：女贞木乃少阴之精，故入肾。盖肾本寒，因虚则热而软，此药则除热补精之要品也。

楮实子

味甘，气寒。入脾经。凡使：水沉去浮者，去皮，酒浸蒸，焙干用。

---

①　瘰（qún）：肢体麻痹。

②　宗奭：即寇宗奭，籍贯及生卒均不详。曾任澧州（今湖南澧县）县吏。深知药性、功用及药材性状，为宋代著名药学家。鉴于《开宝本草》和《图经本草》对有些药物描述不确，依沿旧说，历经10余年的搜求访辑，并结合自己长期对实物的观察和实践，于政和六年（1116）著成《本草衍义》20卷。

主起阴痿，除水肿，益气，明目。

按：楮实子，甘为土化，入脾坚土，土旺则水不留而肿消；生血生精，而肝肾受益矣。

五加皮

味辛，气温。生南地者类草故小，生北地者类木故大。茎如蒲叶，三花为雄，五花为雌。远志为使。凡使：男用雌，女用雄，剥皮，阴干用。

主腰脊痛，骨节痹挛，皮肌瘀血，心腹疝气，阴痿囊湿，便沥阴痒，疽疮阴蚀。

按：五加皮主病皆因风寒湿伤于肝肾，而湿气尤为最也。气与酒相宜，饮之不生痰火，故称五车之精。

金樱子

味酸、涩，气平。生各处。四月开白花，九月结子，似小石榴而长，有刺，核细碎，有白毛。未经霜采。入肾、脾、肺经。

主涩精气，止小便，疗脾泄、下痢。

按：金樱子，属土而有金与水，其性温涩，精气不固者可服。若无故以取快欲，使经络隧道不通，咎将谁执哉？

黄柏皮

味苦，气寒。气味俱厚，沉而降，阴也。生各处，出蜀者，肉厚色深为佳。入肾经，膀胱引经药。恶干漆。凡使：酒制，治上；盐制，治下；蜜制，治中。

主五脏肠胃中结热，黄疸，血痢，消渴，骨蒸，目赤，口疮，鼻衄，诸痿瘫痪，肠痔，杀疳，治疣，漏下赤白，阴蚀，并诸疮痛不可忍。

按：黄柏之用有六：泻膀胱龙火，一也；利小便结，二也；除下焦湿肿，三也；痢疾先见血，四也；脐中痛，五也；补肾壮骨髓，六也。凡肾水膀胱不足，诸痿厥腰膝无力，此壬癸水涸，独火用事，如诸物火烘则软，于黄芪汤中加用，益水泻火，使两足膝中气力涌出，痿软便去。古方治阴虚火动，用知母、黄柏，以黄柏能制膀胱、命门之阴火，知母能清肺金、滋肾水之化源也。但宜于少壮气盛、能食之人，若中气不足，邪火虽炽，久服有寒中之变。后人用之，往往不效，悉由于此。蜜炒研末，治口疮如神，亦泻阴火有功也。

山栀子

味苦，气寒。气浮味降，阳中阴也。生各处，七棱者良。入心、肺经。凡使：上、中焦，连壳用；下焦，去壳，洗去黄浆，炒用；血病，炒黑用。

主肠胃、大小肠热郁结气，泻三焦火及痞块中火邪、心经留热，虚烦懊恼，热厥心痛、头痛，清胃脘血、吐血、衄血、血痢、血淋、损伤瘀血，皶鼻，目赤，五疸。

按：栀子，除心、肺二经之热，泻一切有余之火，性曲屈下行，使火热降，从小便而去，非利小便，乃清肺也。肺清化行，膀胱得之而自出耳。仲景用栀豉汤治烦躁，因伤寒汗、吐、下后，气血已虚，用大黄则寒而有毒，栀子虽寒而无毒耳。古人治心痛亦用之，此为久痛成郁，郁久成热，火气上逆，气不得下者设也。真正虚寒，岂可通用？又，童便炒黑，能益少阴经血；得故纸，能滋阴降火。

厚　朴

味苦，气温。生各处。叶如槲叶，五六月结实，如冬青子，生青熟赤，皮鳞皱而厚，紫色多润者佳。干姜为使，恶泽泻、硝石、寒水石，忌豆，食之动气。凡使：去粗皮，姜汁浸，炒用。

主中风、伤寒头痛寒热气，血痹死肌，温中益气，消痰下气，霍乱转筋，腹痛胀满，胃中冷逆，胸中呕不止，泄痢，积年冷气，腹内雷鸣，消宿食，去结水、宿血、吐酸水，杀肠中虫，通月经，下淋露。

按：厚朴，属土有火，其气温，能泻胃中之实。平胃散佐以苍术，平胃土之太过，以致中和，非温补也。治腹胀者，必是寒胀，于大热药中，用其温暖脾胃，气得开通而滞气自行，滞行则去之。若气实人，误服参、芪，以致胀闷，或作喘，宜此泻之。然同枳实、大黄，则泄实满，所谓消痰下气是也；同陈皮、苍术，则除湿满，所谓温中益气是也。同解利药，则治伤寒头痛；同泻痢药，则厚肠胃。大抵性味苦温，用苦则泄，用温则补也。若胃气虚弱及不因寒痰、冷积致病者，俱禁用。

枳　实

味苦、辛，气寒。生各处，商州者佳。木如橘而小，叶如橙多刺，初秋采者为实，秋末采者为壳，陈久尤良。有种臭橘，则不堪用。入脾、胃经。

主胸胁痰癖，胃中湿热，逐停水，除腹胀、心下急、痞痛，消食，散败血，解伤寒结胸，止痢。

按：枳实泻痰，有冲墙倒壁之力，其勇悍可知。脾胃气滞，则不能运化精微，而宿食、痰水与脾血成瘀，胀满之病作矣。得其破散冲走之功，邪亦安所容哉？若中气虚弱，劳倦伤脾，发为痞满，当用补中益气，此又法之所当忌也。观仲景下伤寒腹胀实结者有承气汤，胸中痞痛者有陷胸汤，洁古治心下痞满者有枳实丸，意可见矣。海藏云佐以参、术、干姜益气，佐以牵牛、硝、黄破气，其善用枳实者乎？

枳　壳

味苦、酸，气微寒。余同实。

主去胃中水湿，泄肺气、水肿、胸膈痰滞，背膊闷倦，腹胁满痛，呕逆，咳嗽，反胃，霍乱，痢疾，里急后重，大肠风秘，遍身风疹，瘦胎快产。

按：枳壳主高，高者主气；枳实主下，下者主血。故壳主胸膈皮毛之病，实主心腹脾胃之病。《活人》治痞，先用桔梗枳壳汤，非用此治心下痞也，果知误下，气将陷而成痞，故先用此，使不致于痞耳。若已成痞，不惟不能消痞，反损胸中之气，"先"之一字，诚有谓也。古瘦胎散用之，亦为奉养过盛者言耳。若形肥气虚，未必尽可通用。

桑根白皮

味甘，气寒。可升可降，阳中阴也。生各处。东行者胜，出土上者杀人。入肺经。续断、桂心、麻子为使。凡使：铜刀刮去青黄薄皮，取里白皮，切，焙用。力全在涎，勿去之。

主肺气喘满，肺中水气，唾血，热渴，肺热咳嗽，去腹胀，利水道及虚劳客热，去寸白，缝金疮，小儿天吊，惊痫客忤。

按：桑根白皮，性不纯良，不宜多用。然长于利小水，肺中有水气及肺火有余者宜之，乃实则泻其子也。今人不论虚实，一概用之，非矣！至虚劳而有客热，亦是肺火有余，若虚劳而有寒，尚敢用乎？观泻白散用桑白皮、地骨皮各一两，泻肺中邪火，从小便去，甘草五钱，泻火而缓中，粳米百粒，清肺而养血，可为泻肺诸方之准绳矣。

附：椹　味甘、微酸，气寒。主单食，止消渴，利五脏，关节痛。捣汁，解酒毒，利水气，消肿。

附：枝　味苦，气平。主遍体风痒干燥，水气，脚气，风气，痈疽后渴。煎药用之，取利关节，除风寒湿诸痹。

附：叶　味苦、甘，气寒。手足阳明药。主劳热咳嗽，明目，除脚气，水肿，利大小肠，出汗，解蜈蚣咬毒，煎饮代茶止渴。霜后叶，煮汤，淋手足，去风痹。

桑寄生

味苦，气平。生近海州邑，其地暖而不蚕，桑无采捋之苦，生气浓厚，自然生出，断茎视之，色深黄者为真。凡使：铜刀细锉，勿见火。

主腰痛、遍身骨节痛，安胎，下乳，崩中，产后余疾。

附：桃寄生　味苦、辛。主小儿中蛊毒，腹内坚痛，面目青黄，淋露骨立，取二两为末，如茶叶点服，日四五次。

附：柳寄生　味苦，气平。主膈气刺痛，捣汁，服一杯。

椿樗根

味苦，气温。生各处。椿木实，皮色赤而香；樗木疏，皮色白而臭。入心、肝、脾经。凡使：用东行根刮外皮，蜜炙用。

主赤白浊、赤白带、湿气下痢、精滑、梦遗，缩小便，燥下湿，去肺胃陈积之痰，去口鼻疳虫。得地榆，止疳痢肠风、产后血不止。

附：叶　味苦，气温。主洗疮疥、风疽。

按：椿皮，入气分，性涩；樗皮，入血分，性利。其主治之功虽同，而涩利之效则异也。所主诸病，皆取其苦能燥湿、寒能除热、涩能收敛而已。

郁李仁

味酸，气平。阴中之阳。生秦、豫。叶花及树并似大李，惟子小若樱桃，甘酸而香，有少涩味。脾经气分药。

主四肢浮肿，肠中结气，关格不通，膀胱急痛，润肠，破血，利水下气，消食宽中。

按：郁李仁，甘苦而润，其性降，故能下气利水。昔有乳妇，因悸而病，既愈，目张不瞑。钱乙曰：目系内连肝胆，恐则气结，胆横不下，煮郁李酒，饮醉即愈。盖郁李去结，随酒入胆，结去胆下则自能瞑矣。虚人勿多用。

乌 药

味辛，气温。气厚于味，阳也。生各处。树似茶叶，微圆而尖，面青背白，有纹，结实如冬青子，根不甚大，才如芍药，嫩者肉白，老者褐色。入胃、肾经。

主中恶心腹痛、痃忤鬼气，天行疫瘴，膀胱、肾间冷气，攻冲背膂中气，脚气，疝气，气厥，头痛，肿胀喘急，反胃吐食，宿食不消，霍乱，泻痢，痈疖，疥疠，妇人血气，小儿腹中诸虫，猫犬百病。

按：乌药，入足阳明。其中恶鬼气、疫瘴等症，皆阳明受病。盖阳明开窍于鼻，而诸气俱从鼻入也。入足少阴，故又暖膀胱冷气，性善走下，而攻冲自止。肾与膀胱为表里也。痈疖、疥癞成于血逆，始于气逆，乌药长于理三焦之气，故并治之。《惠民局方》① 治中风、中气诸症，用乌药顺气散，先疏其气，气顺则风散也。《济生方》治七情郁结，上气喘急，用四磨汤者，降中兼升，泻中带补也。但专泄之品，惟与藜藿相宜，一切阴虚内热之病，勿服。

楝 子

味苦、酸，气寒。有小毒。阴中之阳。生各处，以山中者

---

① 惠民局方：即《太平惠民和剂局方》，由宋代太平惠民和剂局编写，初刊于宋元丰年间（1078—1085）；宋大观年间（1107—1110）经当时名医陈承、裴宗元、陈师文等校正，内容有所增订；嗣于宋绍兴年间（1131—1162）、宝庆年间（1225—1227）、淳祐年间（1241—1252）多次修订，每次均有增补，书名、卷数也有多次调整。现存本共 10 卷，附《指南总论》3 卷，分列 14 门，载方 788 首，堪称历史上由国家颁布的第一部方典。

为良。入小肠、膀胱、心胞经。凡使：用核莫用肉，用肉莫用核，酒拌蒸用。

主温疾、伤寒大热烦狂、上下部腹痛，泻膀胱，利小便，杀三虫、疥疡，治诸疝。

按：楝实导小肠、膀胱之热，因引心包相火下行，故心腹痛及疝气为要药。

附：根皮　味苦，气微寒。微毒。用白者。主游风、热毒、风疹、恶疮、疥癞，并浸洗之。

五倍子

味苦、酸，气平。生各处，川蜀者胜。生于肤木，五六月间有小虫食其汁，老则遗种，结小球于枝叶间，渐长坚如拳大，初青久黄，宛若结成，霜降前取蒸，迟则虫必穿坏无用。他树亦有此虫球，不入药用，木性殊也。入肺、胃经。

主敛肺降火，化痰饮，止咳嗽，掺口疮，生津液，止消渴、盗汗、齿宣、疳䘌，肺脏风毒，流溢皮肤，作风湿癣，瘙痒脓水，五痔下血不止，小儿面鼻疳疮，解酒毒。

按：五倍子，属金与水，嚼之善收顽痰，解热毒，佐他药尤良。所治之症，皆取其入肺清金、收敛固脱之功也。

百药煎

法用鲜者十斤，春烂入缸，稻草盛盖，酓七日取出，加桔梗、甘草各二两，又酓七日，再捣再酓，周七次，晒用。无鲜者，用干倍子，水渍为之。

主清肺化痰，定嗽解热，生津止渴，收湿，消酒。

按：百药煎，功同五倍子，但经酿造，其体轻虚，其性浮收，味带余甘，故治上焦心肺咳嗽痰饮、热渴诸病，含嚼尤宜。

猪 苓

味甘、淡，气平。降也，阳中阴也。生衡山。枫之余气所结，形似猪粪，故名。黑色肉白者佳。入膀胱、肾经。凡使：去皮，生用。

主除湿，利水，痎疟、中暑、伤寒、温疫大热发汗。

按：猪苓，苦以泄滞，甘以助阳，淡以利窍，升而能降，故与茯苓同功，但入补药，不如茯苓耳。无湿症者勿用，有湿证而肾虚者亦忌。久服，损肾昏目。

阿 魏

味辛，气平。有草木二种：草者，生西番，苗、叶、根、茎酷似白芷，捣根汁煎成；木者，生天竺，皮色青黄，叶似鼠耳，无花实，其枝汁流出如饴，久乃坚凝，色黑者力微，黄散者为上。须防煎蒜白假充，试法以半铢，安铜器一宿，沾处白如银汞。凡使：研作粉霜，热酒器上裛①过入药。

主杀诸小虫，破癥积，下恶气，除传尸、鬼疰、蛊毒、辟瘟，治疟痢、霍乱、一切蕈菜毒、自死诸畜毒。

按：阿魏，消肉积，杀小虫，故主诸症。谭远治久疟，用阿魏、丹砂各一两，研匀米糊丸，皂子大，空心，人参汤化一丸，即愈。治痢，以黄连木香汤下。盖疟痢多起于积滞故尔。

巴 豆

味辛，气温。有大毒。气薄味厚，体重而降，阴也。生巴郡。树叶如樱桃而厚大，四月旧叶落，新叶齐生，夏结实作房，八月黄落，壳有线一道至两三道者为上品。芫花为使，反牵牛，

---

① 裛（yì）：通"浥"。沾湿。《旧唐书·文苑传下·唐扶》："裛烂成灰尘。"

畏大黄、藜芦、黄连，忌芦笋、酱、豉、冷水，得火为良。凡使：生温熟寒，有用仁者、用壳者、用油者、生用者、麸炒者、醋煮者、烧存性者；有研烂，以纸包压去油者，谓之巴豆霜。

主脏腑停寒，癥瘕结聚坚积，留饮痰澼，水肿，破血排脓，落胎，烂胎，辟鬼，杀虫，治恶疮瘜肉、疥癞。

按：巴豆，不去膜则伤胃，不去心则作呕，浸以沉香水则能升能降。与大黄同称攻下之剂，但大黄性冷，腑病多热者宜之；巴豆性热，脏病多寒者宜之。两者着周，则泻人反缓，为其性相畏也。故急治生用，有斩关劫病之功。若缓治，为消坚磨积之剂。炒去烟，令紫黑，可以通肠，可以止泻，世不知也。肠胃无寒积者，勿用。

卷之六

木 部

干 漆

味辛，气温。有毒。降也，阳中阴也。其木如柿，其叶如椿。通行肠胃，入肝行血。半夏为使，畏鸡子，忌油脂。凡使：捶碎炒熟，免损人肠胃。若是熟干漆，亦有烧存性者。

主风寒湿痹，止咳嗽，消瘀血痞结，腰痛，九种心痛，腹肋坚积滞气，小肠疝痛，女子疝瘕，去长虫、蛔虫。

按：干漆，属金有水与火，为削年深坚积血滞之药。丹溪云：性急而能飞补，用之中节，则积滞去后，补性内行，人所不知。故咳嗽、骨蒸劳瘵因瘀血而致者，用之去瘀而病已，非用之治病也。毒发以蟹解之。生漆疮者，杉木汤、紫苏汤、蟹汤，浴之良。

槟 榔

味苦、辛、涩，气温。味厚气轻，沉而降，阴中阳也。生交州者味甘，广州者味涩。头圆，矮毗者为榔，力大；形尖、紫纹者为槟，力小。须存坐正稳，心坚有锦纹者佳。入胃、大肠经。凡使：以刀刮去底，切勿经火。

主消谷，逐水，除痰癖，宣利脏腑壅滞、风冷气、脚气、癥结及心痛积聚、泻痢后重、大小便气秘、痰气喘急，诸疟瘴疠，杀三虫，伏尸，寸白。

按：槟榔，苦破气，辛散邪，性沉重如石，故能泄胸中至高之气，使之下行，能坠诸药，至于下极，所以治诸气后重如神。

大腹皮

味辛，气微温。生岭表。即槟榔中腹大形扁而味涩者，不似槟榔尖长味良耳。皮外黑色，皮肉皆丝。入脾、胃经。凡使：酒洗后，以大豆汁再洗，晒干用。

主浮肿，霍乱，瘴疟，通大小肠，冷热气，攻心腹大肠，痰膈醋心，胎气恶阻胀闷。

按：大腹皮，功同槟榔，但性迟缓，其力稍劣，不似槟榔之性烈也。亦疏通脾胃有余之痰，气虚者，加人参用。

淡竹叶

味辛、甘，气平、寒。阴中微阳，降也。竹类颇多，惟尝笋味，甜淡第一。然䇹竹坚而节促，体圆质劲，皮如白霜，即水白竹也；苦竹，有白有紫；甘竹，似䇹而茂，即淡竹也。余俱不堪入药。入肺、胃、心经。

主胃中痰热，咳逆上气，热狂烦闷，壮热，头痛，头风，止惊悸、消渴、不睡、喉痹、妊妇头旋倒地、小儿惊痫天吊，煎汁漱齿血，洗脱肛，压丹石毒。

按：竹叶，生于中半以上，故主多在上焦。心、肺、胃皆脏腑之居上者，凡新久风邪之烦热喘促，气胜之上冲，皆用其甘寒而去客热，缓脾而益元气也。

淡竹茹

味甘，气微寒。系去青近黄者。入胃经。

主伤寒劳复，呕哕，温气寒热，肺痿唾血，鼻衄，噎膈，五痔，妇人崩中，胎动，小儿热痫。

附：笙茹　主劳热。

苦竹茹　同。

按：竹茹能解阳明客热，令土郁之气舒畅，而诸症皆瘳也。

淡竹沥

味甘，气寒。凡使：法同牡荆沥。

主风痰、虚痰在胃膈，使人癫狂；痰在经络、四肢及皮里膜外，非此不达不行。

按：竹沥，性滑流利，走窍逐痰，故为中风家要药。凡中风之症，莫不由于阴虚火旺，煎熬津液，结而为痰，壅塞气道，不得升降，热极生风，以致猝然僵仆，或偏痹不仁。竹沥遍走经络，有搜剔之能，甘寒能益阴除热，所以中风药中不可少。凡属热痰为病不可缺，其功既可去痰，又能养血，而阴虚之有大热者，尤宜也。

竹 黄

味甘，气寒。生天竺国。今诸竹亦有之，系大竹津气结成，形如黄土，须防烧诸骨及葛粉等杂之。

主中风失音不语，镇心，明目，小儿惊痫天吊，制药毒发热。

按：竹黄，凉心经，去风热，性多和缓，尤宜小儿，功用同竹沥，而无寒滑之患。

牡荆子

味苦，气温。生田野。有青、赤两种，用惟取青者。因茎坚劲，故以牡称。入肝、胃经。防己为使，恶石膏。

主除骨间寒热，通利胃气，止咳逆，下气，湿痰，白浊，小肠疝气。

附①：叶 烧烟薰②涌泉穴，治脚气，痛处汗出即愈。

---

① 附：原无，据本书体例补。
② 薰：通"熏"。用烟熏烤。潘岳《马汧督诔》："内焚矿火薰之。"下同。

牡荆沥

味甘，气平。姜汁为使。凡使：采新茎，截二尺长，架两片砖上，中用紧火炙之，两头以器承取，热服。

主心闷烦热，头风旋晕目眩，心漾漾欲吐，卒失音，小儿心热惊痫。

按：牡荆沥，气平味甘，化痰去风为妙药，与竹沥同功。并以姜汁助送，则不凝滞。但气虚不能食者用竹沥，气实能食者用荆沥。

蔓荆子

味苦、辛，气微寒。阳中之阴。生水滨。蔓长丈余，入春叶生旧枝，五月叶成似杏叶，六月有花，红白色，黄蕊，九月有实，黑斑，大如梧桐子而轻虚。入膀胱、小肠经。恶乌头、石膏。凡使：酒蒸，捣碎用。

主筋骨间寒热，湿痹拘挛，风头痛脑鸣，目泪睛痛，坚齿利窍，去白虫。

按：蔓荆子，体轻而浮，上行而散，故主头面风虚之邪，而诸经血热得之清凉也。

槐 实

味苦、辛，气寒。纯阴。生各处。其实作荚连珠，中有黑子，以子连多者佳。肝经气分药。凡使：去单子、五子，只取两子、三子者，以铜锤捶破，牛乳蒸一宿用。

主明目，除热泪，头脑心胸间热风烦闷，风眩欲倒，心头吐涎，瀁瀁如船车上，肠风，五痔，汤火疮，男子囊坠肿痛，阴疮湿痒，杀虫，妇人崩中漏下，催生堕胎。

按：槐实乃苦寒纯阴之药，为凉血要品。故除一切热，散一切结，清一切火，皆在血分著绩也。花，主同。

秦　皮

味苦，气微寒。生陕西、庐江。木似檀，枝干青绿色，叶如匙头，虚大而不光，并无花实，根似槐根，渍水书纸青色者真。入肝、胆经。大戟为使，恶吴茱萸。凡使：去骨用。

主两目赤肿，风泪不止及青盲白膜，男精衰，妇崩带，儿痫身热，又除热痢下重，风寒湿痹。

按：秦皮，治目病、惊痫，取其平木也；治下痢、崩带，取其收涩也；益精、有子，取其涩而补也；痢则下焦虚，取其苦以坚之也。脾胃虚寒者，少用。

诃黎勒

味苦、酸，气温。苦重酸轻。味厚，阴也，降也。生岭南广州者胜。六棱、黑色、肉厚者佳。凡使：酒浸后蒸，去皮，取肉用。

主消宿食，去膨胀，止嗽痰，肺气喘急，肠血泻血，崩中带下，漏胎胎动，胀闷气喘及患痢人肛门急痛，产妇阴痛，和蜡烧烟熏之，及煎汤薰洗。

按：诃黎子，酸以泻肝收肺，苦以坚肾泻脾，涩以厚大肠，有收敛降火之功。但嗽、痢未久者，不可骤用；而气虚者，亦宜少服。以能涩肠，又能泄气故也。

蕤　核

味甘，气温，一云微寒。生各处。叶似枸杞而狭长，花白，子附茎生，紫赤色，大如五味子，茎多细刺，五六月熟，采，日干。入肝经。凡使：以汤浸去皮、尖，擘作两片，用芒硝、木通同水煮一伏，取仁，研膏用。

主目赤痛泪出，目肿眦烂，破心下结痰痞气，鼽鼻。

按：蕤核，甘寒，治目疾风热，乃其分以内事。若因于肝肾两虚者，又非所宜矣。其治因热生痰，中焦气为痰痞，上焦心肺热薰而成鼻齆，莫非甘寒之用也。

密蒙花

味甘，气平、微寒。入肝经血分。

主青盲肤翳，赤肿眵泪，目中赤脉，小儿疳气攻眼。

辛　夷

味辛，气温。生各处。木高数丈，春初未叶，苞长半寸而尖，有青黄茸毛顺铺，长半分许，夏开花，似莲而小，香气薰人。入肝、胃经。川芎为使，恶石脂，畏菖蒲、蒲黄、黄连、石膏。凡使：去毛，去心。

主风头脑痛，解肌利窍，面肿引齿痛，眩冒如在船车中，一切鼻病，去寸白虫。

按：辛夷入肺，肺开窍于鼻，鼻通气于天，天者头也，而阳明胃脉环鼻而上行，脑为元神之府，而鼻为命门之窍，人中气不足，清阳不升，则头为之倾，九窍为之不利。辛夷之辛温，走气而入肺，其体轻浮，能助胃中清阳上行，通于天也。

芜　荑

味辛，气平。生各处。气羶者良。凡使：采实阴干用。

主积冷气，心腹癥痛，除肌肤节中风，淫淫如虫行，逐寸白，疗肠中嗢嗢喘息、痔瘘、恶癣、疥疮。

按：芜荑，能温寒燥湿，故除风淫邪气之害，更长于走肠胃，杀诸虫，消食积。但食之过多，发热心痛，为辛故也。

芦　会①

味苦，气寒。生波斯国。木滴脂结成，状如黑饧。肝、脾经药。

主热风烦闷，胸膈间热气，吹鼻杀脑疳，傅齿𧏾、癣疮湿痒、痔瘘，小儿癫痫惊风诸热，五疳，解巴豆毒。

按：芦会专于泻肝、涤热杀虫，以上诸病，皆湿热生虫所致也。脾胃虚、寒泄不思食者，禁用。

苏方木

味甘、咸，气平。可升可降，阳中阴也。出九真。树似槐，叶似榆，黄花黑子。煎汁，忌铁器。若得中心纹横如紫角者，名木中尊，力倍寻常。入三阴经血分。凡使：去粗皮并节。

主中风口噤，虚劳，血癖，月候不调，产后恶血冲心，蓐劳血晕，赤白痢后重急痛，消痈散肿，排脓止痛，金疮扑损。

按：苏方木同防风用，能发散表里风气；同人参用，能去产妇感冒血晕，尤取其入血行血，辛咸消散，兼有软坚润下之功。少用和血，多用破血。

榆　皮

味甘，气平。生各处。有赤、白二种。未生叶，先生荚，状似钱而小，色白，成串后方生叶，似山茱萸叶而长尖润泽。膀胱、大小肠药。凡使：取白里白皮，晒干用，勿令中湿，湿则伤人。

主利大小便、五淋、肠胃邪热气，治齁喘，疗不眠、滑胎及妒②乳。小儿秃疮，和醋滓封之；五丹、火疮，鸡清调涂。

---

① 芦会：即芦荟。下同。

② 妒（dù）：乳痈。

按：榆皮，滑利利窍，渗湿热，能消留着有形之物，气盛而壅者宜之。

皂荚

味辛、咸，气温。有小毒。生各处。如猪牙者胜。入肝、肺、大肠气分。柏实为使，恶麦门冬，畏人参、苦参。凡使：要赤肥不蛀者，水浸软，铜刀刮粗皮，酥炙，或蜜炙，或烧灰，俱去子、弦用。

主中风口噤，涎潮上壅，胸中痰结，风痹死肌，喉痹，腹胀满，堕胎，杀虫。同苍术烧烟，辟瘟疫邪湿气；单烧，薰久痢脱肛。

按：皂荚属金，金胜木，燥胜风，故又入厥阴，治风木之病。其味辛散，其性燥烈，吹喉鼻，则通上窍；导二阴，则通下窍；入肠胃，则治风湿痰喘肿满，杀虫；涂肌肤，则散肿消毒，搜风治疮。

附：子　味辛，气温。凡使：煮熟，去硬皮，取白皮去黄。主风热，大肠虚秘，瘰疬，肿毒，癣疮。

木槿皮

味苦、甘，气寒、平。生川中者厚而色红，气力更优。

主肠风泻血，痢后热渴，作饮服之，令人得睡，并炒用；赤白带下，肿痛疥癣，洗目令明。

按：木槿皮及花，滑如葵花，故能润燥；色如紫荆，故能活血。气味苦寒，又能除热杀虫。作汤代茶，兼能治风。

附：子　主偏正头风，烧烟薰患处。又治黄水脓疮，烧存性，猪骨髓涂之。

紫荆皮

味苦，气平、微寒。厚而紫色，味苦如胆者为胜。入心胞、肝经血分。凡使：梗及花，气味、功用并同。

主破宿血，下五淋，煮汁服；痈疽，喉痹，妇人血气疼痛，经水凝涩。

按：紫荆，寒胜热，苦走骨，紫入营，故活血消肿，利小便而解毒。杨清叟冲和膏治诸痈疽冷热不明者，紫荆皮三两，独活去节炒三两，赤芍药炒二两，白芷一两，木蜡炒一两，为末，用葱汤调敷；痛甚，筋不伸者，加乳香。盖深得此意。

合欢皮

味甘，气平。生各处。花红白，上有丝茸，秋实作荚，子极薄细，其绿叶至夜则合。凡使：去粗皮，炒用。

主安五脏，和心志，令人欢乐，明目，杀虫，煎膏消痈肿、续筋骨。

按：合欢属土，补阴之功甚捷，长肌肉，续筋骨，可知其用矣。同白蜡入膏神效，外科用者何少也？

大风子

味辛，气热。生海南番国。状如椰子而圆，中有核数十枚，大如雷丸，子中有仁，白色，久则黄而油，不堪入药。凡使：用子三斤，去壳研烂，瓷器盛之，封口入滚汤中，盖锅勿透气，文武火熬至黑色如膏，名大风油，可和药。

主大风、风癣、疥癞、杨梅诸疮，攻毒杀虫。

按：大风子有杀虫劫毒之功，止可外涂，不可内服。内服虽能燥痰，而血分受伤，得不偿失矣。

枫香脂

味甘、苦，气平。生各处。凡使：以齑水煮二十沸，入冷水中，揉扯数十次，晒干用。

主瘾疹风痒，牙痛，浮肿，下痢，霍乱。

按：枫香属金，有水与火，其性疏通，故木易有虫穴。外科用之，以其功亦仿佛乳香也。

松 脂

味苦、甘，气温。向南者属阳，向北者属阴。凡使：甑底藉白茅两层，黄沙盖茅上寸许，松脂布沙上，炊以桑柴，汤减频添热水，蒸脂尽入釜中，乃掠出之，投于冷水，俟凝再蒸，色白如玉矣。

主恶风历节酸痛，风痹死肌，痈疽，癞疮，瘙疥，白秃。煎膏，生肌定痛，止血排脓，抽风杀虫。

按：松脂，树之津液精华也。得阳气而兼火土，燥可除湿散风寒，苦而燥可杀虫，甘可除热，湿热风寒去，荣气通调，诸症自愈矣。

附：松子　味甘，气微温。主虚羸少气，补不足，润肌肤，温肠胃，兼治肺燥咳嗽、小儿寒嗽。得柏子仁，治虚秘。

附：松花　即松黄。味甘，气温。主润心肺，益气，除风，止血。亦可酿酒，但多食发上焦热病。

附：松节　味苦，气温。主百节久风，风虚脚痹。炒焦，治筋骨间病，能燥血中之湿。

附：松油　主疥疮及马牛疮。

附：松叶　味苦，气温。主风湿疮，灸署冻疮，去风痛、脚痹，中风口㖞，取汗出即止。

樟 材

味辛，气温。

主霍乱，磨服；奔豚、脚气、水肿，煎汤服；疮痍、疥癣、风瘙，并研末敷之；中恶、鬼气，烧烟薰之。

樟 脑

味辛，气热。出韶州。状如龙脑，白如雪，以新樟切片，水浸三日，入锅煎之，柳棍频搅，待汁减半，柳上有白霜，即去滓，倾汁入瓦盆，经宿自结成块也。凡使：每一两以二盘合住，湿纸糊口，文武火熁①之半时许，取出用。

主寒湿脚气、疥癣、风瘙、龋齿，杀虫，辟蠹。

按：樟脑禀龙火之气，水中生火，其焰益炽，去湿杀虫，此其所长。

乳 香

一名薰陆。味苦、辛，气微温。生天竺。树似古松，以斤②砍树，脂溢于外，结而成香，大如乳头。须防枫脂混杂，惟烧之可辨。入心经。凡使：以箬炙去油，入灯草同研，易细不粘。

主痈疽诸毒，托里护心，活血定痛，去风伸筋，服则内消，贴则生肌。又治中风口噤不语，止大肠泄澼，妇人血气，催生，小儿惊风。

按：乳香，辛香发散，通入各经络。但乳香活血，没药散血，止痛生肌略相同，外科多相兼而用。

没 药

味苦，气平。生南海诸国。根株如橄榄，叶青密，采如乳香。凡使：亦如乳香。

主血滞气壅，经络满急肿痛，破宿血癥瘕，诸恶疮毒，堕胎，产后心腹血气痛，一切金疮，杖疮，扑损瘀血，卒下血，

---

① 熁（xié）：熏烤。
② 斤：斧头。

目中翳晕。

按：没药与乳香同功，但长于通滞，而不主诸血虚之症，用者详之。

龙脑香

即冰片。味苦、辛，气微温。生南番诸国。千年杉树未损动则有香，大者成片如花瓣。须防樟脑升打假充。

主心腹邪气，风湿积聚，聪耳明目，去目赤肤翳、伤寒舌出、痘陷、惊痫、骨痛、喉痹、下疳疮。

按：龙脑，芳烈之性，走窜开窍，入肾治骨，风病在骨髓者宜之。若风在血脉肌肉，反引风入骨髓，如油入面，莫能出也。舌出、目病、惊病、痘病，皆火病也。龙脑气先入肺，传于心脾，使壅塞通利，经络条达，乃火郁则发之，从治之法也。用猪心血引入心经，非龙脑能入心也。

血　竭

味甘、咸，气平。出大食诸国。树如没药，其肌赤色，取法亦同。火烧之，有赤汁涌出，久而灰不变本色者为真。入心包络、肝经。凡使：先研作粉，筛过入用。若同众药捣，则化尘飞去。

主敷一切恶疮、疥癣久不合，性急不可，多使反引脓。又治扑损疼痛及血气心腹疠刺，除产后血晕、小儿瘛疭。

按：血竭，专为和血之圣药。乳香、没药，虽主血病，而兼入气分；此则专于血者也。无瘀积者，不必用。

苏合香

味甘，气温。生西域。彼国采煎其汁为香膏，余滓货与诸国。一云系诸香汁，煎合而成。

主传尸骨蒸、鬼气、卒心痛、瘴疟、瘀血、月闭、痃癖、小儿惊痫，杀三虫。

安息香

味辛、苦，气平。出南番诸国。其树叶有四角，开①黄花，花心微碧，不结实，裂树皮有脂如胶流出，俟坚凝取之。不宜于烧，而能发众香，故人用以和香。入心经。

主心腹恶气，鬼疰，蛊毒，痨瘵传尸。

沉 香

味辛，气微温。生海南诸国。其品有四：膏脉凝结，自朽出者，曰熟结；刀斧伐仆，膏脉结聚者，曰生结；因木朽而结者，曰脱落；因蠹隙而结者，曰虫漏。生结为上，熟脱次之；坚黑为上，黄色次之。其轻虚者为黄熟，入水半浮半沉者为栈香，不堪入药。凡使：勿见火，磨汁，临时入剂；若入丸剂，纸包置怀中，待燥研之。

主调中气，暖命门，止转筋吐泻，破癥癖水肿，冷风麻痹，风湿瘙疥，大肠虚闭，小便气淋，男子精冷，女子阴寒及痰涎血出于脾。

按：沉香，温而不燥，行而不滞，扶脾而运行不倦，达肾而引火归元，有降气之功，无破气之害，惟下焦虚寒者相宜。若真水衰、相火炎者，禁用。

丁 香

味辛，气温。纯阳。生交广。雄者颗小，雌者大如山茱萸，入药最胜。入脾、胃、肾经。凡使：勿见火；雄者须去丁盖，

---

① 开：原缺，据《本草纲目·木部·第三十四卷》补。

不去发背痈。

主温脾胃，疗呕逆、奔豚、阴痛、腹痛、腰痛、膝冷、干湿霍乱、风热肿毒、齿疳、骨槽、小儿吐泻，痘疮胃虚，灰白不发。

按：丁香，纯阳，主脾胃虚寒滞气及湿热上攻之疾。《日华》①言治口疮，不知口居上，地气出焉。脾有郁火，溢入肺中，失其清和，而浊气上行，发为口臭。若治以丁香，是扬汤止沸尔，惟香薷治之甚捷。

檀 香

味辛，气热。阳中微阴。生海南诸国。树似荔枝，皮实、色黄为黄檀；皮洁、色白为白檀；皮腐、色紫为紫檀。入肺、肾，通行脾、胃经气分。凡使：用白而沉水者。

主心腹痛，肾气上攻痛，水磨涂外肾，散腰肾冷气痛，疗噎膈，引胃气上升及中恶，鬼气，杀虫。

按：檀香，芳气上行，凡胸膈之上，咽嗌之间，资之理气，亦辟恶、散结、除冷之药也。

雷 丸

味苦、咸，气寒。有小毒。竹生之苓，大小如栗，状如猪苓而圆，皮黑肉白，甚坚实。凡使：以甘草水泡二次用。

主散皮肤中热结毒气，杀寸白三虫、疮疥中虫。作摩膏，除小儿百般积病。

按：雷丸，苦能杀虫除湿，咸寒能清热消积，故主诸病。

① 日华：即《日华子本草》，原名《日华子诸家本草》，简称《日华子》，或称《大明本草》，撰人不详，20卷。

琥 珀

味甘，气平。松脂入土，千年所化。生西戎者，色淡而光；生南郡者，色深重浊。手摩热，可拾禾草，汤煮软如胶饴。须防煮鸡蛋及青鱼碗伪造。又一种黑色者，名瑿珀。入心、脾、小肠经。凡使：用水调侧柏子末，安瓷锅内煮三四时，捣粉用。

主安五脏，定魂魄，明目磨翳，清肺，利小肠，消瘀血，破结瘕，通五淋，杀精魅邪鬼，产后儿枕痛，金疮，止血生肌。

按：琥珀、茯苓皆自松出，然茯苓生于阴，琥珀生于阳而成于阴，故皆治荣而安心、利水也。正以能燥脾土，令脾健运，肺气下降，故小水可通。若血少而小便不利者，服之反有燥结之患。

南 烛

味苦，气平。生吴楚，山中甚多。叶光滑而味酸涩，凌冬不凋，七月开小白花，结实如朴树子，成簇，生青熟紫，味甘酸，浸叶汁可作乌饭。凡使：枝、叶、子俱用。

主止泄，除睡，强筋骨，益气力，作乌饭资阳气。

桐子油

味甘、辛，气寒。微毒。以篾圈蘸起，如鼓面者为真。

主涂胫疮、汤火伤疮，吐风痰，喉痹，点灯烧铜箸，烙风热烂眼。

海桐皮

味苦，气平。生广南。纹理细密，体有巨刺，实如枫子，叶圆大而长，高三四尺便有花，红色如火。

主赤白久痢，腰脚不遂，血脉顽痹，腿膝疼痛，疳𧏾，疥癣，牙虫，渍水洗赤眼。

胡桐泪

味咸、苦，气大寒。生甘肃以西碱卤地。初生似柳，大则似桑桐，皮似白杨。津液入地①中，与土石相着，状如黄矾、硝石，重实而坚，多荚烂木，得水便化，磁罐封贮，勿见风。

主大毒热，心腹烦满，水和服之；风虫牙齿痛，面毒火毒，瘰疬，喉痹，水磨扫之，取吐涎；牛马急黄，黑汗，水研三二两灌之，立瘥。

木芙蓉

味微辛，气平。生各处。其干丛生如荆，高者丈许，叶大如桐，有五尖、七尖者，秋开花，如芍药，有红、白、黄各色。凡使：霜时采花，霜后采叶，阴干用。

主清肺，凉血，散热，解毒消肿，排脓止痛。

按：木芙蓉，不寒不热，性滑涎黏，凡毒不拘已成未成、已穿未穿，研涂神效；加生赤小豆末，尤妙。

山茶花

气味缺。

主吐血、衄血、肠风下血，并用红者为末，入童便、姜汁及酒调服，可代郁金。

乌桕根

味苦，气微温。沉而降，阴中之阴。入胃、大肠经。凡使：慢火炙干黄，乃用。

---

① 地：原作"池"，据《本草纲目·木部·第三十四卷》改。

主暴水、癥结积聚，疗头风，通大小便，解蛇毒。

按：乌桕根皮，利水通肠，功胜大戟，不可轻用。

杉材节

味辛，气微温。入胃经。

主煎汤洗脚气肿满及漆疮。治心腹胀痛，去恶气及风毒、奔豚、霍乱上气，俱煎汤服。

附：杉菌　主心脾气疼，暴心痛。

按：杉材，芬芳辛温，有开发之功，故主诸病。

棕榈皮

味苦、涩，气平。陈久而败者良。凡使：烧黑存性，笋俱同。

主涩肠，止泻痢、肠风、崩中、带下及养血。

按：棕榈皮，性涩，凡失血过多，内无瘀滞者，用之切当，与乳发灰同用更良。暴得血病，不宜遽用。

接骨木

味甘、苦，气平。生各处。叶似水芹，木体轻虚，无心，折枝插地便生。

主折伤，续筋骨，除风痹。又，痰饮、水肿、痰疟，煮汁取吐，不可过剂。

茶

味苦、甘，气微寒。阴中微阳。生各处山谷。早采为茶，晚采为茗。入肺、心经。服威灵仙、土茯苓者，忌之。

主利小便，去痰热，止烦渴，清头目。与姜煎，治赤白痢；与川芎、葱白煎，止头痛，又解炙煿之毒。

按：茶之产地至多，要以味甘不涩，气芬如兰者为良。夫茶禀春初生发之清气，受深山云露之滋培，涤肠胃一切垢腻，非他草可比。世议其苦寒，不利脾胃，酒后过饮成癖及多饮发黄消瘦之说，皆语其粗恶苦涩，品类之最下者耳。入治阴证药内，去格拒之寒，与治伏阳意同。

卷之七

谷　部

胡　麻

一名巨胜。味甘，气平。胡麻即脂麻之黑者，巨胜即胡麻中丫叶而八棱者，前贤辩论虽多，不出此二语而已。得茯苓良。凡使：以水淘去浮者，晒干，酒拌，蒸熟，再晒干，略舂去粗皮，以小豆拌炒，豆熟，去豆用。

主补中益气，润五脏，补肺气，填脑髓，坚筋骨，风痛，步蹇语涩，伤寒温疟，大吐后虚热，催生落胎，初食利大小肠，久食即否。

按：胡麻，黑色入通于肾，不寒不燥，而能平润，补肝肾之佳谷也。取油以白者为胜，服食以黑者为良。治痘疮变黑归肾，煎汤下百祥丸，则又取赤者，能解毒也。

薏苡仁

味甘，气微寒。生各处。一种粘牙者，尖而壳薄，米白色如糯，即薏苡；一种圆而壳坚硬者，即菩提子也，不入药。凡使：糯米同炒。

主健脾益胃，肺痿、肺痈、水肿，理干湿脚气、筋急拘挛不可屈伸、久风湿痹。

按：薏苡仁属土，故能健脾益胃。虚则补其母，故肺痿、肺痈用之。筋骨之病，以治阳明为本，故筋急、风痹用之。土能胜水除湿，故泄痢、水肿用之。至拘挛一症，以《衍义》①观之，因热因湿可用，因寒不可用。丹溪则以寒病筋强、热病②筋短、湿病筋弛三者，以湿为病源，寒与湿类，寒湿留久，自变为热，三者皆可用也。然外湿非内湿启之，不能成病，故湎③酒而鱼肉继之，甘滑烧炙辛香，皆致湿之因也。但势力和缓，以多用见效。性主秋降，虚而下陷者，不宜。妊娠久服，亦能堕胎。

神 曲

味甘、辛，气温。阳中之阳。入胃经。陈久者良。凡使：火炒黄。造法：五月五日、六月六日，或三伏日，用白面百斤，青蒿、野蓼、苍耳汁各三升，用汁和面，以赤小豆末、杏仁泥各三升，作饼，麻叶包罯，如造酱法，待生黄衣，晒收。

主健脾暖胃，化水谷宿食、癥结积滞，除痰逆、霍乱、泄痢胀满、闪挫腰痛，其功与曲同。又主胎上抢心，血流不止，亦能下胎。

按：神曲，功胜酒曲。酒曲行脾胃滞气，收脏腑风冷。若神曲乃专造以供药用，生用能发生气，熟用能敛暴气，不止消导而已也。脾阴虚、胃火盛与孕妇，俱不宜。

蘖 米

味苦，气温。凡谷皆可生，功用相同。入脾、胃经。豆蔻、砂仁、乌梅、木瓜、芍药、五味子为使。凡使：炒焦方有功力。

主温中下气，开胃健脾，止吐逆，消痰痞，破癥结、腹内寒鸣、心腹胀满，催生下胎，化米面、诸果食积。

---

① 衍义：即《本草衍义》，宋代寇宗奭撰，共20卷，首列序例3卷，后列药物约470种。

② 病：原作"痛"，据前后文义改。

③ 湎：沉迷。

按：麦芽、神曲二药，胃气虚人宜服之，以代戊己腐熟水谷，诸果食积所必用也。久服，亦须白术诸药兼用。

赤小豆

味甘、酸，气平。阴中之阳。生各处。以紧小而赤黯色者入药。其稍大而鲜红及淡红色者，并不治病。合鱼鲊食，成消渴；作酱，同饭食，成口疮。驴食脚轻，人食身重。

主寒热，热中消渴，止泄痢。痢后气满不能食者，煮食一顿即愈。利小便，消腹胀，下水肿，辟温疫，治产难，下胞衣，通乳汁，解小麦热毒、酒毒，疗痈疽如神。

按：赤小豆，消水通气而健脾胃，又性下行而通小肠，能入阴分，治有形之病，故所治诸症皆病之有形者也。久服则降令太过，津血渗泄，令人肌瘦身重。其吹鼻瓜蒂散及辟瘟疫用之，亦取其通气、除湿、散热耳。同桑根白皮煮食，去湿气痹肿；同鲤鱼煮食，甚治脚气；涂痈疽，恐其性黏，入苎根末即不黏，此法尤妙。

藊豆①

味甘，气微温。二月种，蔓生，叶大如杯，团而有尖，花如小蛾，有翅尾，形荚凡十余样，白露后结实。有黑、白二种：黑名鹊豆，性小冷；惟粗圆白色者入药。凡使：连壳炒用。

主暖脾胃，补五脏，和中下气，消暑，除湿热，止泄痢、消渴、霍乱，解一切草木、酒、河豚鱼毒，生嚼及煮汁饮，效。

按：藊豆子，充实，白而微黄，其气腥香，其性温平，得乎中和，脾之谷也。入脾、胃经气分，通利三焦，升清降浊，所以治中宫之病。然亦泥膈，不可单食。

附：花　主女子赤白带下，干末，米饮服之。

---

① 藊豆：即扁豆。下同。

附：叶　主霍乱及吐利后转筋，生捣，以少酢浸汁服。醋煮食，治瘕。惟患寒热人勿食。

火麻仁

即大麻子中仁。味甘，气平。生各处。骨可作炬心，皮堪绩布。入脾、胃、大肠经。凡使：极难去壳，以帛包置沸汤中，浸至冷取出，垂井中一夜，勿着水，日中晒干，于新瓦上挼去壳，簸扬取仁，粒粒皆完。

主大肠风热结燥，小便淋闭，皮肤顽痹风癞，骨髓疼痛，风水腹大，腰脐重痛，中风汗出，呕逆，消渴，妊娠心痛、腹痛，逆生倒产，产后恶露不尽，小儿赤白痢。

按：火麻仁，木谷也而治风，同气相求也。阳明病汗多，胃热便难，三者皆燥也，故用以通润。脾欲缓，急食甘以缓之，麻仁之甘，以缓脾润燥，古方代脉用之，以其复血脉而益中气也。

罂粟壳

味酸、涩，气微寒。生各处。花开红白二种，子结千百粒一罂，细如葶苈。凡使：醋炒，忌多用。

主胸膈稠痰凝塞致食不下，止泻痢，固脱肛，敛肺，涩精及心腹筋骨诸痛。

按：罂粟壳，收敛固气，故能入肾，主骨病。其治咳、痢二症，须先散邪行滞，去其病根，然后投之。否则，闭塞邪气，得补愈甚，变症作而淹延不已。岂药之罪欤？

饴　糖

味甘，气大温。诸米皆可造，惟糯米作者入药，粟米次之。入脾经。凡使：用胶饴，色紫如琥珀，牵成者不用。

主补虚冷，益气力，消痰，润肺，止嗽。扑损瘀血，熬焦酒服，能下恶血。解附子、草乌头毒。

按：饴糖，成于湿热，过用之亦动火生痰。凡中满吐逆、酒病、牙疳，咸忌之，肾病尤不可服。

稻 米

味苦，气平。即粳米之糯者。

主温中，止泄，缩小便，收自汗，发痘疮。

按：糯米，性温，为补脾胃、益肺气之谷。酿酒则热，熬饧更甚，脾肺虚寒者宜之。若素有痰热风病及脾病不能转输，食之最能发病成积。

附：秆　味辛、甘，气热。主黄病如金色，煮汁浸之，仍以谷芒炒黄为末，酒服。烧灰浸水，饮，止消渴。淋汁，浸肠痔。藉靴，去寒湿气。

附：泔　味甘，气凉。主烦渴、霍乱，解毒，消鸭肉积。

粳 米

味甘、苦，气平。种近百，各各不同，有早、中、晚三收，以晚白米为第一。凡使：新者动气，陈者下气。

主温中和胃，长肌肉，壮筋骨。煮汁，主心痛，止渴。合芡实作羹，益精志，强耳目。常食干粳，令人不噎。

按：粳米，天生所以养人，非诸草木可比，其有益于脾胃所不待言。古人白虎汤、桃花汤、竹叶石膏汤用之，正恐寒凉之药有碍中州，藉之为助正气，如此直截一言可了。好古之云，则多歧亡羊矣。

附：米泔　主止烦渴，利小便，凉血。风热赤眼，睡时冷调，洗肝散、菊花散服之。

附：炒米汤　主益胃，除湿。

附：籼米　即早收占稻。主温中益气，养胃和脾，除湿止泄。

附：秈秆　主杀反胃生虫。

粟 米

即小米。味咸，气微寒。种类数十，大抵早粟皮薄米实，晚粟皮厚米少。凡使：惟用陈者。

主养肾气，去脾胃中热，止胃热消渴，利小便，霍乱热腹痛，泄痢，**鼻衄**，解诸毒。

附：泔　汁主霍乱转筋，卒热心烦，饮之立瘥，胃冷者不宜。酸泔及淀，洗疮疥杀虫；和臭樗皮煎服，治小儿疳痢。

秫 米

味甘，气微寒。即粟米之糯者。

主寒热，利大肠，疗肺疟，及阳盛阴虚，夜不得眠，及食鹅鸭成瘕，妊妇下黄汁，敷漆疮。

按：秫者，肺之谷也。故能去寒热，利大肠。大肠者，肺之合，而肺病多作皮寒热也。《千金》治肺疟方用之，取此义也。岐伯治阳盛阴虚，夜不得暝，半夏汤用之，取其益阴气而利大肠也，大肠利则阳不甚矣。但动风壅气，不宜多食。

粱 米

有黄、白、青三种：黄粱，味甘，气平；白、青粱，味甘，气寒。粱皆粟类，细论仍别。黄粱，穗大毛长，谷米俱粗①于白粱，而收子少，食之香美，胜于诸粱。白粱，亦穗大毛长，而谷粗扁长，不似粟圆米白而大，香美亚于黄粱。青粱，壳穗有毛而粒青，米亦微青，而细于黄、白粱，早熟收薄，味短色恶，故人少种之。

---

① 粗：原缺，据《本草纲目·谷部·第二十三卷》补。

主益气，补中。

按：粱米，调和脾胃，力倍诸谷，惟黄独优者，盖得中和之气多耳。

稷 米

味甘，气寒。稷、黍一类二种，黏者为黍，不黏者为稷。二种之苗似粟，而低小有毛，结子成枝而殊散，粒如粟而光滑，有赤、白、黄、黑数种。

主益气安中，凉血，解暑，压丹石毒发热，解苦瓠毒。多食发冷病，不可与附子同食。

黍 米

味甘，气温。

主益气补中。烧灰和油，涂杖疮止痛，不作瘢。嚼浓汁，涂小儿鹅口疮。

按：黍米，气温，功能补肺。而多食作烦热，缓筋骨；合葵菜食，成痼疾；合牛肉、白酒食，生寸白虫。

附：赤黍米　味苦，气微寒。主咳逆上气、霍乱、泄痢，除热，止烦渴。生服泔汁，化鳖瘕，不过一二度愈。

稗

味辛、甘、苦，气微寒。一种黄白色，一种紫黑色。紫黑者有毛，人谓之乌禾，可以救荒。

主益气，宜脾。

小 麦

味甘，气微寒。秋种，冬长，春秀，夏实，具四时之气，为五谷之长。南方者，四气不足，故有毒。入心、肾、小肠、膀胱经。凡使：用陈者。

主除客热，止烦渴、咽燥，利小便，养肝气、心气，止漏血、唾血、煎汤，止暴淋、虚汗，杀蛔虫。

附：浮麦　味甘、咸，气寒。即水淘浮起者。焙用。主益气，止自汗、盗汗、骨蒸虚热、妇人劳热。

附：麦麸　气味同浮麦。主时疾、热疮、泄痢、汤火疮烂、扑折瘀血，醋炒罨贴之。又，醋蒸熨手足风热痹痛、寒湿脚气，互易至汗出良。末服，止虚汗。小儿暑月出痘疮，烂不能着席，用夹褥盛麸藉卧，性凉而软，诚妙法也。

面

味甘，气温。有微毒。畏汉椒、萝葡。

主补虚，久食实肤体，厚肠胃，强气力。

按：面，产北方者，多受霜雪，复入地窖出汗，故无毒；产南方者，反是，故有毒。惟第二磨者凉，为其近麸而无石末在内也。糟发者，发病、发疮。

附：面筋　味甘，气凉。主宽中，益气。

附：麦奴　主阳毒，温毒，热极发狂，大渴及温疟。奴者，即麦穗将熟时，上有黑霉者也。

附：秆　主烧灰，去疣痣，蚀恶肉，膏中用。

大　麦

味咸，气微寒。大、穬二麦，一种异名，穬麦乃大麦中皮厚而青色者也，主不甚相远。大麦亦有黏糯。石蜜为使。

主补虚劣，壮血脉，益颜色，实五脏，化谷食，止泄，不动风气。作面，无热燥。

按：大麦，功用与小麦相似，而性更平凉滑腻，以之佐粳米同食，或歉岁全食之，不亚于粳米。有人患缠喉风，作稀糊令咽而平。以能助胃气，无燥热也。

荞 麦

味甘，气平、寒。生北方者，滑细如粉，亚于麦面；生南方者，但可作粉饵。

主炼五脏滓秽，压丹石毒。

按：荞麦，最降气宽肠，故能炼肠胃滓瘀，而治浊滞泄痢、腹痛上气之疾，气盛有湿热者宜之。若脾胃虚寒人，食之则大脱元气而落须眉。

附：秸　主烧灰淋汁，取碱熬干，同石灰等分蜜收，能烂痈疽、蚀恶肉，去黶痣最良。穰作荐①，辟壁虱；淋汁，洗六畜疮。

大 豆

味甘，气平。有黑、白、黄、褐、青、斑数种，色黑而小为雄，入药更佳。黄者，可作腐、榨油、造酱，余但可炒食。恶五参、龙胆草，得前胡、乌喙、杏仁、牡蛎、诸胆汁良。服厚朴者，食之动气。小儿与猪肉同食，壅气致死，十岁以上不畏也。

主浸酒，去风痹瘫痪，补肾经虚，下水鼓腹胀，制风热，活血。同甘草，解诸药毒，疗产后诸疾。

按：黑大豆，属水，性寒，为肾之谷，以形以色，宜其入肾治水消胀，下气制风热，而活血解毒，所谓同气相求也。

附：黄大豆　味甘，气温。主宽中下气，利大肠，消水胀肿毒。多食，生痰动嗽，令人身重。

附：白豆　即饭豆。味甘，气平。主补五脏，暖肠胃，助十二经脉。

---

① 荐：草席，垫子。

大豆黄卷

味甘，气平。恶海藻、龙胆草。

主湿痹，筋挛膝痛及胃中积热，破妇人恶血。绿豆作者堪为茹，解热醒酒。

豆 腐

味甘，气寒、平。暑月恐有人汗滴入，食之生疔。

主消胀满，下大肠浊气。

大豆豉

味苦、甘，气寒，一云温。阴中之阴。以黑豆者入药。有淡豉、咸豉。凡使：用淡豉。

主伤寒头痛寒热，伤寒温毒发斑，呕逆，伤寒劳复、食复，虚烦懊侬及疟疾，骨蒸，虚劳，喘急，两脚疼冷。作饼，灸发背、痈疽。

按：黑豆性平，作豉则温，既经蒸窨，故能升能散。得葱白，则发汗；得盐，则能吐；得酒，则治风；得薤，则治痢；得蒜，则止血。炒熟又止汗，亦麻黄节、根之义也。春夏之气不和，蒸炒以酒渍服之至佳，患脚人常渍酒饮之，而以滓傅脚皆瘥。

绿 豆

味甘，气寒。生各处，圆小者佳。行十二经络。

主解一切药草、鱼虫、牛马、金石等毒，除烦热、风疹、消渴，生研汁服之；霍乱吐逆，奔豚，和胡椒等分，冷水末服；又，煮食，消肿，下气，渗利小便；作枕，治头风痛，明目。入药须带皮，否则壅气。

按：绿豆，属木，通于厥阴、阳明，消肿治痘之功，虽同赤豆，而压热解毒之力过之。

附：豆粉　味甘，气凉、平。主解诸毒，痘疮不结痂疕者，干扑之。脾胃虚弱者勿用。

豌　豆

味甘，气平。秋种，苗柔弱如蔓，叶对生，三四月开小花，如蛾形，淡紫色，结荚长寸许，子圆如梧子。又有野豌豆，名翘摇，粒小不堪，惟苗可茹。

主调营卫，益中气，消渴，淡煮食之。

蚕　豆

味甘、微辛，气平。秋种冬生，方茎中空，叶如匙头，本圆末尖，面绿背白，一枝三叶，二月开花，紫白色，如豌豆花，结角连缀如大豆。

主快胃，和脏腑。

豇　豆

味甘、咸，气平。三四月种，一种蔓长，一种蔓短，俱本大末尖，花有红、白二色，荚有白、红、紫、赤、斑驳数色，长者至二尺，可菜、可果、可谷，乃豆中上品。

主补中，补肾，解鼠、莽毒。

刀　豆

味甘，气平。蔓、叶、花多如豇豆，但荚长尺许，似皂荚扁，有剑脊三棱。

主温中下气，益肾补元。烧存性白汤下，止呃逆。

酱

味咸、甘，气冷利。凡使：用豆酱陈久者。

主杀一切鱼肉、蔬菜、蕈毒，并蛇、虫、蜂、虿①、汤火毒。

醋

味酸、苦，气温。有数种，俱酸烈，惟米醋陈者入药。

主癥块坚积，杀恶毒，破结气、心中酸水、痰饮，散瘀血，治黄疸、黄汗、产后血虚发晕，用炭烧红，以醋淬之。

按：米醋最酽，入药多用，取其谷气全也。有酸收、散瘀、解毒之功。人食酸则齿软，盖齿属肾水，酸为肝木，木气强，水气弱，故软也。

酒

味苦、甘、辛，气大热。有毒。

主行药势，杀百邪恶毒气，通血脉，厚肠胃，润皮肤，御雾露瘴气，解马肉、桐油毒。

按：酒性大热，冬寒不冻，通行一身之表，上、中、下无处不到。辛者多散，甘者多居中，苦者多下，淡则走膀胱而利小便。但湿中发热，近于相火，醉后寒慄，即此可知。正所谓恶寒非寒，明是热症然也。胆得酒而壮，醉人所以易狂。又，醺乱气血，面故发赤，而至酩酊无知也。性又喜升，气必随之，痰郁于上，溺涩于下，恣饮寒凉，其热内郁，肺气大伤，其始也病浅，或呕吐，或自汗，或疮疥，或鼻皶，或泄利，或心脾痛，尚可散而去之；其久也病深，为消渴，为内疽，为肺痿，为臌胀，为失明，为哮喘，为痨瘵，为癫痫，为痔漏，为难治之病，非具眼未易处也。藏器②曰：凡酒忌诸甜物，照人无影不可饮。合乳饮，令人气结；同牛肉食，令腹内生虫，酒后不得

---

① 虿（chài）：蝎子一类的毒虫。
② 藏器：即陈藏器，唐代四明（浙江鄞县）人。编有《本草拾遗》10卷。

本草详节

一三二

卧。又，得咸而解者，水制火也。酒毒，葛花、红豆解之，寒胜热也。

烧　酒

味辛、甘，气大热。有毒。

主消冷积寒气，燥湿痰，开郁结，止水泄、霍乱、疟疾、噎膈、心腹冷痛、阴毒欲死，杀虫，辟瘴，利小便，坚大便，洗赤目肿痛。

按：烧酒，纯阳，得火即燃，异乎他酒。其能开怫郁而消沉积，通噎膈而散痰饮，皆其升扬发散、胜湿祛寒之力也。饮之日久，烁金耗血，大肠受刑，必致便燥；与姜、蒜同饮，必致痔生。过于醉饮者，以豆腐贴心，冷水浸发，其毒为何如也。若夫暑月饮之，汗出而膈快身凉。赤目洗之，泪出而肿消赤散，亦从治之方耳。

糟

味甘、辛。腊月及清明、重阳者①佳。

主温中消食，除冷气，杀腥，去草菜毒，罨扑损瘀血，浸水洗冻疮，傅蛇咬、蜂叮毒。

按：糟，以曲蘖造成，酒之重浊者在焉，故能活血行经，血活而痛止矣。此所以有治②伤损之功。温中、消食、却冷气，无非其性之辛热为之也。

浆　水

味甘、酸，气微凉。造法：清明日熟炊粟饭，乘热投瓷缸内，冷水浸五六日，味渐酸，生白花，故名浆水。或酷暑当茶，或薄暮作粥啜之。醉后饮之失音。

---

① 者：此后原衍一"者"字，据文意删。
② 治：原缺，据《本草纲目·谷部·第二十五卷》补。

主通关开胃，解烦止渴，呕哕、霍乱、泄利，利小便。

按：浆水，性凉善走，故解烦渴而化滞物。

红　酒①

味辛，气大热。

主破血，杀毒，辟山岚寒气，疗打扑。

按：红酒系蓼汁曲造者，性重下行，辛热过甚，脚气、肠风、痰喘诸疾，尤忌。

菜　部

茴香子

味辛，气平。生各处。宿根深冬生苗作丛，肥茎丝叶，五六月开花，如蛇床花而色黄，结子如麦粒，轻而有细棱，俗呼为大茴；小者为小茴。番船来者，大如柏实，裂成八瓣，一瓣一核，大如豆，黄褐色，仁味更甜，俗呼船茴香，又曰八角茴香。入心、肾、膀胱、小肠经。

主呕吐霍乱，干湿脚气，膀胱、胃间冷气，补命门，暖丹田。

按：茴香本是治膀胱药，以其先丙，能润丙燥，丙与壬合，故入手足少阴、太阳，以开上下三经之通道，而回阳散冷也。用入食料，小茴宜之。大茴过食，损目发疮。

生　姜

味辛，气微温。气味俱厚，浮而升，阳也。生各处。四月取母姜，种原隰沙地，五月发苗，似竹叶对生，秋社采食无筋，

---

① 红酒：原作"红曲酒"，据目录及此后"按"改。

霜后则老。秦椒为使，杀半夏、厚朴毒，恶黄芩、黄连。

主风邪寒热，头痛鼻塞，咳逆喘嗽上气，化痰涎，止呕吐、翻胃、冷痢、腹痛转筋，破血，去胸中臭气、狐臭气，杀长虫，解菌蕈毒。早行含一块，御雾露瘴气。

附：皮　味辛，气凉。主和脾胃，消水肿，除胀满，去目翳。

按：生姜之用有四：制半夏、厚朴毒，一也；发散风寒，二也；与枣同用，行脾之津液而和营卫，不专于发散，三也；与芍药同用，温经散寒，四也。孙真人云：姜为呕家圣药。盖呕乃气逆不散，姜辛行阳而散气也。人但知为胃药，而不知胃系与肺系同行，肺系入心，故又通心肺，心肺气正，则一身之气正，而邪气不能容矣。丹溪云：留皮则冷，去皮则热。盖留皮则行表而热去，去皮则守中而热存耳。又谓补肝虚者，肝气郁，得其辛散而郁舒，故云补也。

干　姜

味辛，气温。气薄味厚，可升可降，阳中之阳。以白净、结实母姜晒干为之。心、脾气分药。凡使：宜炮用。

主胸满，咳逆上气，寒冷腹痛，止血，出汗，逐风湿痹，中恶，霍乱，胀满，皮肤间结气，反胃干呕，目睛久赤，肠澼下痢，夜多小便，瘀血扑损。

按：干姜，辛热，尽有生姜之功，而力量更雄。辛入肺，乃其本也，又入脾、胃、大肠、肾经，则黑附为之引耳。其止血者，盖物极则反，血去多而阴亏，致阳气飞越，无所依附，得此以助阳之生而阴复矣。故血虚发热、产后大热用此而热自退，亦无非助阳生阴，而从治之法得其中也。且炮则味苦色黑，守而不走，血安得不止，热安不退？然必病久气虚，亡阳而多盗汗及手足冷者，方宜用之。今理中汤明是用以回阳，反言泄，不言补者，盖辛热能泄脾中寒湿邪气，非泄正气也。又云：服干姜以治中者，必僭上令人目暗喉痹，佐使回互，不可不讲。经云壮火食气，则多用亦耗散元气，须生甘草缓之，得其用矣。惟孕妇忌食，令胎内消，性热而辛散故也。然血寒者可多，血热者用三四分为向导可耳。

山　药

味甘，气温、平，一云凉。入药野生者为胜，供馔则家种者为良。入肺、脾经。凡使：取皮赤、四面有须者，铜刀刮去赤皮，洗去涎，蒸过日干，炒黄用。

主健脾胃，补阴虚，疗干咳，止腰痛，消肿硬，辟雾露。又治泄精、皮燥、惊悸、泻痢。

按：山药，色白归肺，味甘归脾。其言益肾者，金为水母，金旺则水生有源；土为水仇，土安则水不受侮，此肾气丸以其凉而能补而用之强阴也。惟和面任食则动气，为其不能制面毒也。

白芥子

味辛，气温。有数种：一白芥，中空性脆，子色白，如白粱米；一青芥，似菘，有毛，大叶，子细，青色；余紫芥、花芥、石芥之类，皆菜茹之美者，子亦可入药用，不如白芥子之辛烈甚也。凡使：用茎大中实者，其子入药尤胜；煎汤不可太熟，熟则力减。

主利气豁痰，除寒暖中，散肿止痛，治喘嗽、反胃、痹木、脚气、筋骨腰节诸痛。烧烟及服，辟邪魅。

附：茎、叶　味辛，气温。主冷气，功与子同。

按：白芥子，辛能入肺，温能发散，性颇猛利。丹溪曰：痰在胁下及皮里膜外，非白芥子莫能达。则性之猛利可知。古方同甘遂、大戟之苦寒，为控涎丹，内而脏腑，外而皮膜，诚祛痰之劲旅。然必视痰为何等，而佐以的药。同苏子、萝葡子之辛温，为三子养亲汤，又必视气之虚实。药可笼统概用哉？

莱菔根

味辛、甘。叶，味辛、苦，气温。生沙壤者脆而甘，生瘠地者坚而辣，乃蔬中之最利益者。入肺、脾、胃、大肠经气分。解面毒。凡使：不可同地黄食，令人发白，为其渗血而涩营卫也。多食动气，惟生姜能制。同羊肉、银鱼煮食，治劳瘦咳嗽。同猪肉食，益人。

主熟食，下谷，消气，去痰癖，宽胸膈，利大小便。生食，止消渴、吞酸、肺痿、吐血、痰嗽及失音不语。捣服，治禁口痢、吐血、衄血，解豆腐毒，烟薰欲死。

附：子　味辛、甘，气平。主下气定喘，消食除胀，止气痛，发疮疹。又，吐风痰，研汁服；消痈肿，醋研敷。

按：莱菔子，辛甚于根，生升熟降，比根尤烈。升则吐风痰，散风寒，发疮疹；降则定痰喘咳嗽，调下痢后重，止气痛。皆是利气之效。丹溪云萝蔔子治痰，有推墙倒壁之功，亦取气利则痰利之义。又云根煮食过多，令人成溢饮，亦言之不然者也。

韭

味辛、微酸涩，气温。入肝经。春食则香，夏食则臭，多食则能昏神暗目，热病后食之即发，不可同蜜及牛肉食。

主腹中冷痛，胸痹刺痛，胃脘间瘀血及一切血证，反胃，消渴，中风失音，妇人经脉逆行，打扑伤损。俱捣汁澄清，和童便饮之。叶，煮鲫鱼鲊①食，断卒下痢。

附：子　味辛、甘，气温。主暖腰膝，梦泄精、溺血、小便数遗、女人白淫白带，补肝及命门，烧烟薰牙虫。

① 鲊（zhà）：腌制品的泛称。

按：韭，生则辛而散血，熟则甘而补中，血中行气药也。凡人食热物及怒郁，致死血留于胃口而心痛者，有肾气上攻而心痛者，有水饮痹聚胸膈、气不得舒而刺痛者，古并用韭汁佐诸药取效。盖韭性急而去滞，能令气血通和，且行而带补，故病人亦可久食。又，同姜汁，下气消痰和胃；牛乳，解热润燥补虚，合治膈噎有功也。

葱茎白

味辛，气平。凡四种：冻葱，夏枯，茎叶俱软；汉葱，冬枯，茎实硬而味薄；胡葱，茎叶粗硬，根若金灯；茖葱，生山谷，不入药。入肺、胃经。服地黄、常山人忌之。凡使：白冷青热，伤寒汤中，故不用青。不可同蜜食，壅气杀人。合枣食，令人病。合犬、雉肉食，令人病血。

主伤寒骨节痛，中风，面目浮肿，霍乱转筋，喉痹，风湿身痛麻痹，奔豚，脚气，心腹痛，阳明头痛如破，阳明血痢，衄血，利大小便，阴症回阳，阴毒腹痛，脱阳危症，明目，安胎，杀一切鱼肉毒，小儿盘肠内钓，妇人妊娠溺血。

按：葱白，专发散解肌，通上下阳气。夫阳气为人身主宰，或寒邪外束不得发越，或阴气内塞，埋没无余，其害在于顷刻，惟用连须葱白，可以急救，勿以寻常而厌忽之也。虚人及已得汗者，勿用。

蔓菁子

味苦、辛。气平。南北俱有。根长而白，短茎粗叶，大而厚阔，夏初起苔，开黄花，四出如芥，结角亦如芥，子均圆似芥子而紫赤色，六七八月皆可种。

主明目，黄疸，利小便。煮汁服，治癥瘕积聚、霍乱、心腹胀。入丸药，令人健，尤宜妇人。

附：根、叶　味苦，气温。主消食下气，治嗽，止消渴，去心腹冷痛及热毒风肿、乳痈，妒乳寒热。

大　蒜

味辛，气温。有毒。凡使：用独子者佳。服补药人不可食。

主背痈，恶疮，疥癣，丹毒，蛇虫、蜈蚣咬，并捣贴之，或隔蒜艾灸。又治水恶、瘴气、疫气、蛊毒、中暑、霍乱转筋、腹痛，嚼烂温水送下。贴足心，止衄血。

按：蒜气熏烈，能通五脏，达诸窍，去寒湿，辟邪恶，消痈肿，化癥积肉食，北方食面，尤不可无。但辛散气热助火，有伤肺、损目、昏神、伐性之害。灸法用之，胜于用药，令毒气发泄，自然解散。惟头及项以上，切不可用，恐引气上，更生大祸也。

小　蒜

味辛，气温。有小毒。脚气、风病人及时病后，均忌。

主霍乱吐①、鸡瘕、蛊毒、溪毒，傅蛇虫沙虱、疔肿诸疮。

附：山蒜　味辛，气温。以醋磨，傅积块血瘕，多效。

甜瓜蒂

味苦，气寒。有毒。生各处。其类最繁，有青、白二种，其形、其子、其色、其瓤，俱不一样。凡使：用青绿色，瓜气足时其蒂自然落在蔓上，采系屋东有风处吹干用。两蒂两鼻及沉水者，杀人。

主黄疸，瘜肉，脑内寒热齆，吐风热痰涎，风眩头痛，癫痫，喉痹，头目有湿气，诸果食填塞胸中。

按：瓜蒂，性急，能吐上焦有形之物，则木得舒畅。经云高者越之，在上者涌之，古方瓜蒂散是也。惟诸亡血家、久病胃弱、产后，均禁用。

---

① 吐：此后似有脱文。

附：瓜　味甘，气寒、滑。主止渴，消烦热，利小便，通三焦壅气，治口鼻疮，暑月食之不中暑。多食，损阳气，秋必作痢。

附：子　捶油，水调末服，止月水太过。

薤

味辛、苦，气温，滑。状似韭，韭叶中实而扁，有剑脊；薤叶先滑，中空，似细葱叶而有棱，气亦如葱，二月开紫白细花，根如小蒜，一本数颗。入大肠经。凡使：去青留白，白冷而青热也。

主久痢，冷泻，阳明气滞下重，少阴病厥逆、泄痢，胸痹刺痛，肺气喘急，脚气，妇人赤白带下，利产，俱捣汁饮之。与蜜同捣，涂汤火伤甚速。合牛肉食，成瘕；生食，引涎唾。

按：薤，性温而补，滑而泄滞，故治诸病。

葵

味甘，气寒。为百菜主，即冬葵也。生各处。有紫、白二茎，以白者胜。大叶小花，花紫黄色，最小者名鸭脚葵，其实大如指顶，皮薄而扁，仁轻虚如榆荚仁，四五月种者，可留子；六七月种者，为秋葵；八九月种者，为冬葵；正月复种者，为葵。然宿根至春亦生。

主利小肠，滑大肠，解热毒下痢，通乳，滑胎，丹毒，出痈疽头。

按：冬葵、菠菜甘滑，凡人久病，大便涩滞及痔漏之人，宜常食之，自然通利。根、子、叶同功。

菘　菜

即白菜。味甘，气凉。有二种：一种茎圆厚，微青；一种茎扁薄而白，叶皆淡青白色。北地有一本重十余斤者。

主通利肠胃，解酒渴、瘴气，止热嗽，和羊肉食美。

按：莙菜，性小冷，气虚、胃寒人，多食恶心吐沫，以生姜解之。

苋　实

味甘，气冷利。凡六种：赤苋、白苋、人苋、五色苋、马苋、紫苋。惟人、白二苋子，可入药。大为白苋，小为人苋，霜后子熟，细而色黑。

主肝风客热，翳目黑花，利大小便，杀蚘虫。叶和马齿苋末服，令妇易产；同鳖食，生鳖瘕。

按：苋，入血分逐瘀，故通经、治目有功。

马齿苋

味酸，气寒。有大、小叶二种，入药用小叶者。节叶间有水银，每十斤有八两，然至难燥，以槐木捶碎，向日东晒三两日即干。凡使：去茎。

主血痢，疳痢，疣癣，三十六种风，封疔疮出根，解马汗毒。子，主青盲白翳。

按：马齿苋主病皆取其散血消肿之功。

莴苣

味苦，气冷。微毒，有紫、白二种，叶尖而青，折之有白汁粘手，四月抽苔，高三四尺。剥皮生食如胡瓜，糟食盐晒，谓之莴笋。蛇虺触之，则目瞑不见。

主利五脏，开胸膈，去口气，白齿牙，明眼目，通乳汁，杀蛇虫毒。白苣功同，多食寒中。

苦 菜附：根①

味苦，气寒。有赤、白茎二种，中空而脆，折之有白汁，叶似萝葡菜叶，而色绿带碧，上叶抱茎梢，每叶分叉窜挺，如穿叶状，开黄花如野菊，结子如茼蒿子，花罢则敛，子上有白毛茸。

主诸痢，傅疔肿蛇咬。拔根，滴痏上立溃，点瘊子自落，薰洗痔瘘。

按：苦菜，于夏三月食，能益心、和血通气，故《嘉祐本草》②有调十二经脉之称。

荠 菜附：根、子、叶③

味甘，气温。有数种：叶花茎扁，名小荠，味美；其最小者，名沙荠；科④叶大者，名大荠；茎硬有毛者，名菥蓂，味皆不佳。

主利肝，和中。子，治目翳。根、叶，烧灰，治赤白痢。

按：荠可为羹，取一二升，入淘米三合，生姜二指大，生油一蚬壳，不用盐、醋，水三升煮之，不可搅动，俟熟取食，大能引血归肝，不可忽也。

壶 芦⑤

味甘，气平、滑。有长瓠、悬瓠、壶芦、瓠瓜、蒲芦，大小长短，各有种色，其实一类，古人壶、瓠、匏皆通称。

---

① 附根：据目录补。

② 嘉祐本草：即《嘉祐补注神农本草经》，宋代政府组织编撰的官修本草。包括正文 20 卷、目录 1 卷。原书已佚，但佚文收存于《证类本草》中。

③ 附根子叶：据目录补。

④ 科：植物的根茎。

⑤ 壶芦：即葫芦。下同。

主除心热，利小肠，下石淋，鼻口中肉烂痛。

胡荽

味辛，气温。微毒。茎柔叶圆，根软而白，立夏后开细花，成簇如芹，淡紫色，五月采。

主通小腹气，拔四肢热，通心窍，发沙疹、豌豆疮不出，作酒喷之。久食损人，发狐臭、脚气。

按：胡荽，辛温香窜，内通心脾，外达四肢，辟一切不正之气。其发痘疮者，以诸疮皆属心火，营血内摄于脾，心脾之气得芳香则运行，得臭恶则壅滞，故尔。惟儿虚弱，天时阴寒，用此最妙。否则，反助热毒，变成黑陷，又不可不慎。

附：子　味辛、酸，气平。主蛊毒，五痔，以油煎涂秃疮。

水芹

味甘，气平。生陂泽。有赤、白两种：荻芹，白色，取根；赤芹，取茎、叶。叶对节而生，茎有节棱而中空，气甚芬芳。

主除烦热，利大小肠，退五种急黄，女人带下。和醋食，损齿。

芸苔

即油菜。味辛，气温。茎、叶、子同功。伏蓬砂。

主风游丹肿，乳痈，癥瘕，血结，产后血风及瘀血，瘰疬，豌豆疮。

按：芸苔能温能散，长于行血滞、破结气，故治诸症。小儿惊风，贴其顶囟，则引气上出。

茄子

味甘，气寒。有紫茄、黄茄，南北均出；白茄、青水茄，惟北土有之。入药多用黄茄，余止可作蔬茹耳。

主散血，止痛，消肿，宽肠。老裂者，烧灰，治乳头裂。

按：茄类易繁，南北均莳为蔬。《开宝本草》[1] 言其损人，后贤亦言蔬圃中惟此无益，独王隐君用之治疟，有草鳖甲之称。夫疟久伤脾，痰血结而成痞，古方鳖甲煎丸主之，茄能散血，故与同功。史国公治中风瘫痪，用茄根为君，数倍他药，亦以瘫痪之病，热则筋急，筋以阳明为长，茄味甘，入阳明，气寒，能散热，所以治也。有云甘以缓火[2]，有云去风湿，有云散血消肿，皆约略言之，而未大有发明何也。若中冷者，避其寒利，又不必言。

竹 笋[3]

味甘，气微寒。凡使：以苦竹笋为上。煮之宜久，生必损人。

主利膈下气，化痰，消渴，中风失音，风热脚气，蒸煮食之。

按：笋虽甘美，而滑利大肠，无益于脾，俗谓之刮肠篦。惟生姜、麻油能杀其毒。尝见世医发痘，多取笋汤，不知痘疮不宜大肠滑利，人暗受其害而不察者，多矣。

菠 菜

味甘，气冷、滑。秋、冬、春皆可种，茎柔脆、中空，叶

---

[1] 开宝本草：有两部。一为《开宝新详定本草》。宋代开宝 6 年，朝廷命尚药奉御刘翰、道士马志等 9 人修订本草。以《新修本草》、后蜀韩保昇《蜀本草》，并参考陈藏器《本草拾遗》等著作，加以校勘、注解，并增添药物 132 种，共 20 卷，定名为《开宝新详定本草》，成书于 973 年。二为《开宝重定本草》。974 年朝廷又命李昉、王光等共同重新校勘，增补当时常用药物有 139 种，书为 21 卷，定名为《开宝重定本草》。本书虽佚，但内容仍可散见于《大观本草》以后的一些本草著作中。

[2] 火：原作"大"，据《本草纲目·菜部·第二十八卷》改。

[3] 竹笋：即竹笋。下同。

绿腻、柔厚，直出一尖，旁出两歧，根长数寸，大如桔梗，色赤而味甘。

主利五脏，通肠胃热，解酒毒，服丹石人食之佳。

蕹　菜

味甘，气平。干柔而中空，节节生芽，叶似菠薐而味短，须同猪肉煮，令肉色紫乃佳。

主捣汁和酒服，治产难。煮食，解野葛毒。

莙荙菜

味甘、苦，　　寒、滑。叶青白色，似白菘菜而茎短，茎亦相似　　　　热皆可食。

　　　　　　　痢，捣汁饮之。傅灸疮止痛及诸禽

　　　　　　　　　　　刈②苗作蔬，一年可三刈，

二月　　　　　　　　似决明叶而小，秋开细黄花，结　　　　　　　和稗米，可为饭、酿酒。

主利　　　　　　　　诸恶热毒。根，捣服，治黄疸

豆角菜

味甘，气平。

主开胃，解暑。

---

① 蓿：原作"宿"，据目录

② 刈（yì）：割。

莼　菜

味甘，气寒。生陂泽。茎细如钗股，黄赤色，短长随水浅深，故名为丝莼。味甜体软，人取作羹，胜杂菜。

主消渴、热痹、热疸，补大小肠虚气，逐水，解百药毒。

按：莼，性冷而下气，亦逐水而性滑，不可多食。

鹿角菜

味甘，气大寒。生东南海中石崖间。长三四寸，大如铁线，分丫如鹿角状，紫黄色，以水洗、醋拌，胀起如新，女人用以粘发不乱。

主下热风气，疗小儿骨蒸劳热，又解面热。久食发痼疾，损腰肾，令脚冷痹。

石花菜附：鸡脚①

味甘、咸，气大寒、滑。生南海石上。高二三寸，状如珊瑚，有红、白二色，枝上有细齿。一种梢粗似鸡脚，谓之鸡脚菜，味更佳。

主去上焦浮热，发下部虚寒。

紫　菜

味甘，气寒。闽、粤海中附石生。大叶而薄，挼成饼状，晒干色紫。

主热气烦塞咽喉，瘿瘤，脚气。

龙须菜

味甘，气寒。东海石上丛生。根须甚长，白色。

---

① 附鸡脚：据目录补。

主瘿结热气，利小便。

苦　瓜

味苦，气寒。

主除邪热，解劳乏，清心，明目。

西　瓜

味甘、淡，气寒。

主烦温暑热、酒毒、喉痹、血痢，含汁治口疮立愈。

按：西瓜，性寒解热，有天生白虎汤之号，多食有伤脾助湿之害。凡瓜皆寒，中惟木瓜则温中也。

胡　瓜

即黄瓜。味甘，气寒。有小毒。不可多食，小儿尤忌。

主清热，解渴，利水道。

丝　瓜

味甘，气平。凡使：取老者。

主除热，利肠，去风，化痰，凉血，解毒，大小便下血，烧灰。快痘疮及治痈疽、齿䘌、偏坠、痔漏、胎毒、下乳。

按：丝瓜老者，筋络贯穿，房隔联属，故能通人脉络。

附：藤　用近根三五尺者，主虫食脑中，鼻流黄水而痛，烧存性，酒调服。

南　瓜

味甘，气温。

主补中益气。多食发脚气、黄疸。

越　瓜

即稍瓜。味甘，气寒。

主利小便，去烦热，解酒毒，烧灰敷口吻疮及阴茎热疮。生食多冷中动气，令人心痛、脐下癥结、发诸疮、暗人耳目，不益小儿，天行病后不可食。

冬 瓜

味甘，气微寒。三月生苗引蔓，叶团而有尖，大者如斗而长，皮厚有毛，初生正青绿，经霜生白粉。忌酒、漆、麝香、糯米，触之即烂。不被霜，食，令人反胃。

主小腹水胀，利小便，止消渴，除心胸满，解头面热。发背、疔痈，切片置疮上，热则易之，甚良。

按：冬瓜，性走而急，故能分散热毒气，又能下气。但久病、阴虚者，均忌之。

附：瓜练　味甘，气平。主五淋，绞汁服之，又可浣衣腻、去黔黯。

附：瓜子　味甘，气平。主肠痈，除烦满不乐，去皮肤风。

附：藤　烧灰，可去绣黡；煎汤，洗黑黯、疮疥；捣汁服，解木耳毒。

胡萝葡

味甘、辛，气微温。八月下种，苗如邪蒿，茎有毛，辛臭不可食。冬月掘根，似鲜地黄，有黄、赤二种，微带蒿气，生熟皆可啖。

主下气，补中，利胸膈肠胃。

蕨

味甘，气寒、滑。二三月生芽拳曲，长则展开如凤毛，高三四尺，茎嫩时采取，以灰汤煮去涎滑，晒干作蔬；根紫色，捣臼有白粉，掘取亦可救饥。

主去暴热，利水道。多食，泄阳气。

薇

味甘，气寒。枝蔓生，茎、叶气味皆似豌豆。其藿作蔬入羹，即野豌豆之不实者也。

主久食不饥，下浮肿，利大小肠。

芋　子

味辛，气平、滑。有小毒。当心出苗者，为芋头；四边附之而生者，为芋子。

主宽肠胃，充肌肤，破宿血，饮汁止血、渴；和鲫鱼煮食，下气；浣衣腻。

附：野芋　味辛，气冷。有大毒。主醋磨，傅虫疮、恶癣。

木　耳

生树各种，性味亦异。惟槐、桑树者良，柘木者次之，其余树耳，多动风气、发痼疾。

附：桑耳　味甘，气平。主漏下赤白，血凝月闭，产后血凝，癥瘕积聚，衄血，肠风泻血。

附：槐耳　味苦、辛，气平。主五痔，脱肛下血，阴中疮痛。

附：柘耳　主肺痈，咳唾脓血腥臭，用一两，同百齿霜二钱，糊丸，米饮下三十丸，甚捷效。

香　蕈

味甘，气平。生松、桐、柳、枳上。紫色者，名香蕈；白色者，名肉蕈。皆湿气薰蒸而成，易与土菌相乱，慎之。

主益气不饥，治风破血。

磨菰蕈

味甘，气寒。埋桑、楮诸木于土中，浇以米泔，待菰生采之。长二三寸，本小末大，白色，柔软中空。一种有窠眼者，名羊肚菜。

主益肠胃，化痰，理气。

土 菌

味甘，气寒。有毒。凡煮，投以姜屑、饭粒，色黑者杀人，否则无毒。

主烧灰，傅疥疮。

按：菌，冬春无毒，夏秋有毒，有蛇虫从下过也。夜中有光者，欲烂、无虫者，煮之不熟者，煮讫照人无影者，上有毛下无纹者，仰卷赤色者，并有毒杀人。中之者，必笑不止，苦茗、白矾、勺新水，咽之即愈。

皂荚菌

味辛。有毒，不可食。

主积垢作痛，泡汤饮之，微泄效，未已再服。肿毒初起，磨醋涂之。肠风下血，温酒下一钱。

石 耳

味甘，气平。

主明目，益精，大小便脱肛。

卷之八

果　部

陈　皮

味苦、辛，气温。生江南，惟广州者胜。此橘皮也，今人多以柑、柚皮充之。夫橘实小，皮纹细，色红而薄，内多筋脉，瓣味酢，皮味苦辛；柑皮纹粗，色黄而厚，内多白膜，瓣味甘，皮味甘多辛少；柚大小如橙，皮最厚而黄，瓣味酢，皮味甘而不甚辛，以此别之可耳。且橘皮性温，柑、柚皮性冷，柑皮犹可，柚皮则悬绝矣。橘未黄，其气猛烈，采为青皮；近冬赤熟，气味稍缓，采名橘红。俱陈久者佳。入脾、肺气分。凡使：芳香之品，不见火，则力全也。

主下气，消食，化痰，破结，止呕咳、反胃、嘈杂、时吐清水、痎疟、霍乱，止泄并气痢，除膀胱留热停水、五淋，利小便、大肠秘塞，去寸白虫。

按：橘皮，苦能泄能燥，辛能散，温能和，其治百病，总取其理气燥湿之功。同补泻升降药，各臻其效。留白，和中理胃；去白，消痰①下气。中脘胸膈之邪，同苍术、厚朴用；表邪，同生姜、葱白、羌、防之类用；大肠气秘，同杏仁用；大肠血秘，同桃仁用；脾中冷积，合甘草、盐花用。若中气虚，气不归元者，忌与耗气药同用；阴虚有火呕吐，不宜与温热香燥药同用；阴虚咳嗽，不宜与半夏、南星等同用。疟疾寒甚者，亦勿施。

---

① 痰：原作"淡"，据《本草纲目·果部·第三十卷》改。

附：肉　主止渴。多食，令人气逆生痰。

附：核　味苦，气平。入肝经。主腰痛、疝痛。

附：叶　味苦，气平。入肝经气分。主胸膈逆气、肺痈、胁痛、乳痈。

青　皮

见陈皮条。入肝、胆经。凡使：以汤浸去瓤，切片，醋拌瓦炒用。

主胸膈气逆、左胁积气、小腹疝痛、温疟、乳肿。

按：橘皮治高，故入脾肺；青皮治低，故入肝胆。盖肝胆属木，宜舒不宜郁，青皮色青气烈，味苦而辛，制之以醋，二经之气自疏通而不滞矣。若二经虚者，或先补后用，或与补药同用，又不可执一也。血郁则炒黑用之，小儿有积更不可少。但最能发汗，有汗者忌用。

乌　梅

味酸、涩，气温、平。脾、肺经血分药。忌猪肉。凡使：去核，微炒。造法：取青梅篮盛，突①上薰黑，若以稻灰淋汁，湿润蒸过，则肥泽不蠹。

主生津，下气，除烦满，止嗽，消痰，吐逆、霍乱、瘴疟、冷热痢、蛔厥、酒毒、好唾及诸虚劳骨蒸、肢体麻痹，烧灰傅一切恶疮胬②肉，解鱼毒、硫毒。

附：白梅霜　造法：取青梅以盐渍之，日晒夜渍，十日而霜上矣。味酸、咸。主同乌梅。

---

① 突：烟囱。

② 胬：原作"努"，音近而讹，据《本草纲目·果部·第二十九卷》改。

按：乌梅、白梅所主，皆取其酸收之义。惟仲景治蛔厥，取虫得酸即止之义，稍有不同。食之津生者，人舌下有四窍，两窍通胆液，肝为乙木，胆为甲木，所谓曲直作酸，类相感也。不然，他物酸者，何以不生津耶？

杏核仁

味微甘、苦，气温、平。有小毒。气薄味厚，沉而降，阴也。取家园者，山谷不堪用。入肺经。恶黄芩、黄芪、葛根。凡使：水浸，去皮、尖用。若风寒肺病，亦有连皮、尖用者，取其发散也。双仁者杀人，可以毒犬。

主咳逆上气、大肠气秘、喉痹、喑哑、痰结烦闷、时行头痛，解肌发汗，头面耳诸风，杀诸疮虫，解狗毒、锡毒，消面粉积。

按：杏仁下喘，治气也；桃仁疗狂，治血也。俱治大便秘，当分气血。脉浮者属气，用杏仁、陈皮；脉沉者属血，用桃仁、陈皮。大肠与肺为表里，贲门主往来，魄门主收闭，为气之通道，故并用陈皮佐之。古治伤寒气上喘逆，并用杏仁，为其利气、泻肺、解肌也。阴虚咳嗽者，忌之。

桃核仁

味苦、甘，气平。气薄味厚，沉而降，阴中之阳。他木接成，殊失本性，本生者佳。心包、肝、大肠经血分药。香附为使。凡使：行血，连皮、尖，生用；润燥活血，汤浸，去皮、尖，炒用，或麦麸炒，或烧灰存性，各随病宜。双仁者杀人。

主瘀血、血闭癥瘕、血燥便结、风痹、骨蒸、肝疟寒热，去邪气，杀三虫。

按：桃仁，苦以泻滞血，甘以生新血，其功有四：治热入血室，一也；泄腹中滞血，二也；除皮肤血热燥痒，三也；行皮肤凝滞之血，四也。无己①云：肝者血之源，血聚则肝气燥，肝苦急，急食甘以缓之。桃仁甘，故缓肝散血。仲景抵当汤，治伤寒八九日，内有畜血，发热如狂，小腹满痛，小便自利者。又有当汗失汗，热毒入，吐血及血结胸，烦躁、谵语者，亦以此汤主之。深得桃仁泻滞生新之用也。

附：桃毛　味辛，气平。微毒。主破血闭，下血瘕、寒热积聚、崩中带下。

附：桃奴　经冬不落者。味苦，气微温。有小毒。主伏梁，结气腰痛，邪疟。烧灰，米汤调服，止吐血。烧灰油调，傅小儿头上肥疮、软疖②。

附：花　味苦，气平。主宿水、痰饮、水肿、石淋，利大小便，下三虫。

附：叶　味苦，气平。主饮汁，出疮中虫。诸虫入耳，揉塞两耳即出。

附：枝及根白皮　味苦，气平。主胃中热、痋忤心腹痛，辟疫疠，黄疸身目如金，杀诸疮虫。

木　瓜

味酸，气温。生各处，宣州者良。入肺、脾经血分。凡使：勿犯铁器。

主水肿、湿痹、霍乱转筋、下冷气，止呕逆、心膈痰唾、奔豚、脚气冲心、冷热痢、心腹痛、腹胀、善噫。

按：木瓜治霍乱吐利、转筋脚气，皆脾胃病，非肝病也。肝虽主

---

① 无己：即成无己，金代聊摄（今山东聊城）人。所著《注解伤寒论》是全面注释《伤寒论》的第一部专著。又有《伤寒明理论》四卷，后世视之为学习《伤寒论》的重要补充读物。

② 疖：原作"节"，音近而讹，据《本草纲目·果部·第三十卷》改。

筋，而转筋则由湿热、寒湿之邪袭伤脾胃所致。故转筋必起于足腓，腓及宗筋皆属阳明，土病则金衰而木盛，故用其酸温，收脾肺之耗散；藉其走筋，而平肝邪，乃土中泻木以助金也；木平则土得令，而金受荫矣。多服、单服，损齿及骨，皆伐肝之故。《针经》①云：多食酸，令人癃，酸入于胃，气涩而收，二焦之气不能出入，流入胃中，下去膀胱，胞薄而软，得酸则缩卷，约而不通，故水道癃涩也。

山楂子

味酸、甘，气微温。有二种：小者俗名猴楂，有赤、黄二色，肥如林禽；小儿指头大者，俗呼羊机子，色黄绿，皮涩肉虚。俱经霜采食，功应相同，而采者不收。凡使：去核晒干，或蒸熟去皮核，捣作饼子，日干用。

主消肉积，化血块、气块，祛痰饮、痞满吞酸、小肠疝气，煮汁服止水痢，发痘疹不快，妇人恶露不尽，儿枕作痛，小儿乳食停留，洗漆疮。

按：山楂，味中和，消食积而不过于刻，行气血而不伤于荡，故幼科多用之。仲景治伤寒一百一十三方中，并不用山楂，为其性缓，不能肩弘任巨耳。但不可多食，亦能克伐脾胃生发之气也。

附：核　主疝。

百　合

味甘，气平。生各处山谷。一茎直上，四向生叶，叶似短竹叶，五六月茎端开大白花，长五寸，六出，红蕊四垂向下，色亦不甚红；红者叶似柳，乃山丹也。入肺、大肠、心经。

主浮肿胪胀、痞满寒热、通身疼痛、肺热咳嗽、肺痿、肺痈、胁痛、乳痈、发背、喉痹、乳难，利大小便。

---

① 针经：即《灵枢》。

按：百合亦渗利中美药，清诸邪热是其所长，故主诸热邪之病。仲景治伤寒百合病，亦清邪热之意也。多食亦滑肠。

石 榴

味酸、涩，气温。开红花者，实结味甘；开白花者，实结味酸，可入药用。入大肠、肾经。多食，损齿，滞膈成痰。

主赤白痢腹痛，连子捣汁服，酸石榴所治也。润咽止渴，甘石榴所治也。

酸榴皮

气味同。凡使：勿犯铁器，不论干湿，以浆水浸一夜，色如墨汁，取用。

主筋骨风、腰脚不遂，止泄痢，取汁点目止泪下，杀蛔虫、妇人崩中带下。

附：东行根　主杀蛔虫、寸白虫，功与皮同。

龙眼肉

味甘，气平。生闽、广。木似荔枝而叶微小，凌冬不凋，春夏之交，开细白花，七月实熟，壳青黄色，纹作鳞甲，圆大如弹丸，肉薄于荔枝，白而有浆，其甘如蜜。入心、脾经。

主开胃益脾，补虚长智。

按：龙眼禀稼穑之化，故其味甘。甘能益血，故又补心。归脾汤用之，其义盖取诸此。

荔 枝

味甘、微酸，气平。气味纯阳。生巴蜀、岭南，闽之福州独佳。木大连抱，叶茂不凋，结实甚繁，五月尽盛熟，因其枝弱蒂牢，必以利斧断枝，方可摘采，故名荔枝。壳若新罗纹，肉如白肪玉，味过蜜糖。

主止烦渴，头重心躁、背膊劳闷、瘤赘、瘰疬①，发痘疮。

按：荔枝属阳，主散无形质之滞气，故瘤赘、背膊用之。多食，即龈肿、口痛、衄血、发虚热，饮蜜浆一杯即解。火病人尤忌。

附：核　味甘、涩，气温。入肝经。主心脾痛、癞疝气痛、妇人血气刺痛，煨存性，研末，新酒调服。

莲　实

味甘、涩，气平。池塘栽种，秋月采收。入脾、胃经，兼入心经。得茯苓、山药、白术、枸杞子良。凡使：以水浸，去赤皮、青心，生食甚佳；入药须蒸熟，去皮、心用。

主交心肾，厚肠胃，固精气，强筋骨，补虚损，利耳目，止脾泄、久痢、赤白浊、女人带崩诸血病。

按：莲实，味甘气温，禀清芳之气，得稼穑之味，乃脾之果也。脾为黄庭，交媾水火，会合木金者也。而元气以之为母，母气既和，津液相成，神乃自生。所以能利益十二经血脉，安靖上下君相火邪。昔人治心肾不交，劳伤白浊，有清心莲子饮；补心肾，益精血，有瑞莲丸。皆得此理。

附：莲蕊须　味甘、涩，气温。忌地黄、葱、蒜。主与实同。

附：石莲子　系至秋皮黑而沉水者。味苦，气寒。主与实同。树生一种，皮坚黑而肉多油者，不知何物，不可用也。

藕

味甘，气平。入心、脾经血分。凡使：以盐水共食，则不

---

① 疬：原作"癧"，据《本草纲目·果部·第三十一卷》改。

损口①；同油炸②米面、果食则无渣。忌铁器。

主捣汁服，止闷除烦，开胃，治霍乱后虚渴，破产后血闷，解酒毒、蟹毒。蒸食，甚补五脏，实下焦。同蜜食，令人腹脏肥，不生诸虫。澄粉，轻身益年。

附：节　味涩，气平。主捣汁饮，止一切血。

附：荷叶、荷鼻　味苦，气平。主生发元气，裨助脾胃，一切男妇上下血症，消水肿、痈肿，发痘疮。

按：藕，不同生冷，产妇亦可食之，能破血故也。枳术丸用荷叶烧饭为丸，盖以震为雷，属木化风，为生化万物之根蒂，与人之足少阳甲胆同体者也。饮食入胃，荣气上行，即甲胆之气与手少阳三焦元气，同为生发之气，荷叶色青形仰，中空象震，取其气以升胃也。用此为引，可谓达识。

鸡头子

味甘、涩，气平。生各处水泽中。叶大如荷，皱皮如縠③，皮青黑，肉白，花、子紫色，向日结苞，外有青刺如猬，花在苞顶，剥开即子也。入脾、肾经。凡使：蒸熟，去壳，舂粉用。

主益精气，强志，湿痹、腰脊膝④痛、小便不禁、遗精、白浊、带下。

按：芡实合金樱子，古谓之水陆二仙丹。孙升《谈圃》云：俗谓之水流黄者，盖人之食芡，终日嗫嗫，而芡味甘平，腴而不腻，食之者能使华液流通，转相灌溉，其功胜于乳石。此论亦誉之太过，观弘

---

① 口：原缺，据《本草纲目·果部·第三十三卷》补。
② 炸：原缺，《本草纲目·果部·第三十三卷》补。
③ 縠（hú）：绉纱一类的丝织品。
④ 膝：原作"膝"，据《本草纲目·果部·第三十三卷》改。

景云：小儿多食，令不长。宗奭云：多食不益脾胃，兼难消①化，则芡实乃凝滞之物，惟涩精用之可也。

大 枣

味甘，气温。出青州、晋州者，肉厚核小，皆可入药；余肌肉轻虚，止可充食用，今人亦有用胶枣之肥大者。脾、胃经血分药。杀乌头、附子、天雄毒。多食生齿蟹疳虫。忌与葱同食，令人五脏不和；同鱼食，令人腰腹痛。

主养脾胃，益气，润心肺，生津，止咳嗽，和百药。小儿患秋痢，与蛀枣食之良。

按：大枣，辛甘，邪在荣卫者，用以和之，生发脾胃升腾之气。仲景用治奔豚，滋脾土以平肾气也；治水饮胁痛，有十枣汤，益土而胜水也。惟中满者勿食，甘令人满，故建中汤治心痞者，减饧、枣，与甘草同例；至齿痛、风疾，亦宜戒之。许叔微云：一妇病脏躁，悲泣不止，予忆古方治此证用大枣汤，遂治与服，尽剂而愈，补脾气也。

附：叶　味甘，气温。微毒。主同麻黄，能令出汗。和葛粉，揩痱疮。

附：核仁　陈三年者。味苦，气平。主燔之，治恶气，卒疰忤。烧研，掺胫疮良。

枇杷叶

味辛、苦，气平。气薄味厚，阳中之阴。生各处。入药采叶长大如驴耳，背有黄毛。入肺、胃经。凡使：须湿叶重一两，干者三叶共一两，方为气足。以布拭去毛，甘草汤洗一遍，用

---

① 消：原作“清”，形近而误，据《本草纲目·果部·第三十三卷》改。

棉再拭干，酥炙用。不尔，伤人肺，令咳不已。

主肺热咳嗽、久嗽、身热肌瘦将成痨，消渴、呕哕、暑毒，又治肺风疮。

按：枇杷叶主肺胃之病，取其下气之功，气下则火降痰顺，而呕逆、渴咳俱除矣。

花椒

味辛，气温。生蜀地者胜，秦与江淮不及也。株皆相似，蜀椒肉厚，皮有皱纹，子更光黑为异。入肺、脾、命门气分。杏仁为使，得盐味佳，畏款冬花、防风、附子、雄黄，可收水银。中其毒者，凉水、麻仁浆解之，解面毒。凡使：去目及闭口者，炒热出汗，隔纸铺地，碗覆待冷，碾取红用。

主通三焦，补命门，散寒除湿，解郁，消食，理痹，止泻，壮腰膝，缩便频，除寒嗽，消水肿，祛痰饮，破癥结，杀蛔虫。

按：椒红，味辛而麻，气温以热，禀南阳，受西阴，故能入肺散寒，入脾除湿，入右肾补火。叔微①云：凡肾气上逆，以用川椒引之，火自归元，椒有下达之能。若伤饱，觉气冲胸闷，以水吞生椒一二十粒即散，以其消食散寒也。元礼②云：凡人呕吐服药不纳者，必有蛔在膈间，蛔闻药则动，动则药出蛔不出，但于呕吐药中加炒川椒十粒，蛔见椒则头伏矣，故仲景乌梅丸中用之。若病不因风寒湿者，勿用。

附：椒目　味苦，气寒。主腹水胀满，利小便，肾虚耳鸣、耳聋，膀胱急及气喘、盗汗。

---

① 叔微：即许叔微。
② 元礼：即戴元礼，名思恭，字符礼，以字行，元末明初浙江金华人。曾任太医院使。著有《证治要诀》《证治类方》《证治用药》等书。又订正其师《金匮钩玄》一书，附以己意，多有发挥。

胡椒

味辛，气大温。纯阳。生岭南诸国。蔓生附树，及作棚引之，叶如扁豆、山药，正月花开黄白，结椒缠藤，亦无核，生青熟红，青者更辣。向阳生者为胡椒，向阴生者为荜澄茄。

主下气，温中，去痰，胃寒吐水、脏腑中风冷、宿食不化、气逆、心腹卒痛、反胃虚胀、大肠寒滑、冷痢、阴毒、牙齿浮热作痛，一切鱼鳖、蕈毒。

按：胡椒，属火而性燥，食之快膈，久则脾胃肺气必伤。辛走气，热助火，凡病气疾人食之，益大其祸也。血分有热者，亦可类推矣。

荜澄茄

味辛，气温。与胡椒一类二种。凡使：去柄及皱皮，酒浸，蒸三时，杵细，晒干用。

主同胡椒。

胡桃仁

味甘，气热。入命门、三焦经。凡使：连皮研，去油用。云去皮者非，皮能敛肺也。

主润肺止嗽，益命门，利三焦，发痘疮，制铜毒，黑须发，去五痔、瘰疬。食酸齿齼①，细嚼立除。

按：胡桃仁，皮、水、汁皆青黑，故入北方，通命门，利三焦。用佐补药，有润燥调血之功。命门既通，三焦自利，故上通于肺而虚寒喘嗽者宜之，下通于肾而腰脚虚痛者宜之，内而心腹诸痛可疗，外而疮毒之肿可散矣。是胡桃仁止宜于虚寒，而痰火积热者，未可漫

---

① 齼：牙齿酸软。

尝也。

附：油　味辛，气热。有毒。主杀虫，攻毒。

附：皮　味苦、涩。主①染髭。

附：壳　主烧存性，入下血崩中药。

烘　柿②

味甘、涩，气寒。生各处。以核少者为佳。生柿置器中自红者是也。入肺、脾经。

主通鼻耳气，止口干，除胃热。与蟹同食，令人腹痛大泄，惟木香可解。与酒同食，令人易醉。

白　柿

气味同。日干者是也。入肺、脾经血分。

主厚肠胃，止渴，润肺宁嗽，肺痿、心热、口舌疮痛，润声喉，吐血、血淋、肠澼、痔漏。

按：柿，味甘气寒，入金水二脏，能令火热下行，故有健脾、宁嗽、止血、通耳鼻之功。肠澼，亦湿热伤其血，大肠为肺之合，而胃之子脏气清而腑病自除也。真正柿霜乃其精液，入肺病上焦药，清肃火邪尤佳。

橄　榄

味酸、甘，气温。生闽、广。树高而直，将熟时，以木钉钉之，或纳红盐少许于根下，其实一夕自落。

主生津液，止烦渴、咽喉痛，消酒毒，咀汁解一切鱼、鳖毒。

附：核　味甘、涩，气温。主磨汁服，治鱼骨鲠及鱼鲶成

① 主：原无，据本书体例补。
② 柿：原作"柹"。"柹"为"柿"之俗字。下同。

积。又，痘疮倒黡，烧研服之。

附：仁　味甘，气平。主唇吻燥痛，研烂敷之。

栗

味咸，气温。凡栗须日爆火煨，使去水气。生食不补益，反滞气、生虫。

主厚肠胃，补肾气及腰脚不遂。

按：栗实，于五果属水，水潦之年，则栗不熟，类相应也。有人内寒暴泄，食煨栗二三十枚，顿愈。肾主大便，栗能通肾，于此可见。风干之栗，食猪肾粥助之，大补腰脚。若顿食至饱，则又伤脾滞气。患风水气人不宜食，味咸生水也。

附：栗楔　一球三颗，其中扁者。主筋骨风痛，活血尤效。每日生食七枚，破疬癖。

附：壳　主反胃、消渴，煮汁饮之，并止泻血。

附：毛球　主煮汁，洗火丹毒肿。

梨

味甘、微酸，气寒。入肺经，兼入胃经。凡使：用雪梨、香水梨。

主润肺烦，凉心热，消痰，降火，解疮毒、酒毒。多食寒中，金疮、乳妇血虚者，不可食。

按：梨，性寒，味甘，治病之功不小。今人痰病、火病、热病十居六七，往往以梨奏效，但不宜过耳。昔有朝士患风疾已深，赵鄂教之吃梨，旬日大爽。一士人状若有疾，谒杨吉老①，诊之曰：君热证已极，气血消铄，此去一年，当以疽死。后遇茅山道士，教惟日吃梨

① 杨吉老：即杨介，字吉老，北宋泗州盱眙人。著有《四时伤寒总病论》《伤寒论脉诀》《存真图》等。

一颗，如生梨已尽，则取干者泡汤，食渣饮汁，疾自当平。经一岁，复见吉老，颜貌腴泽，脉息和平，吉老惊曰：君必遇异人，不然，岂有痊理？士备告之故，吉老具衣冠，望茅山设拜，自咎其学之未至。观此三条，则梨功岂小补哉？

白 果

味甘、苦、涩，气平。木高叶薄，面绿背淡，二月开花，夜开随落，人罕见之，结实如楝，经霜乃熟，烂去肉，取核，三棱为雄，二棱为雌。

主熟食，温肺，益气，定喘嗽，缩小便，止白浊；生食，降痰，消毒，杀虫；嚼浆，涂皱皰黯及疥癣、疳䘌、阴虱。

按：银杏属金，故益肺气，定喘嗽，缩小便。生捣能浣油腻，其去痰浊之功昭然矣。花夜开，人不得见，是阴毒之物，故能杀虫消毒也。多食则收令太过，令人气壅，胪胀昏顿。昔有饥者，用以代饭，次日皆死。小儿勿食，极发惊引疳。

榧 实

味甘、涩，气平。木似桐，叶似杉，牡者花，牝者实，实大小如枣，核长如橄榄仁，可生啖，亦可焙收，以小而心实者为佳。

主杀腹间大小诸虫，滑肠，五痔人宜之。

按：榧子，肺果也。火炒则香酥甘美，多啖则引火入肺，大肠受伤作泄。

甘 蔗

味甘、涩，气平。有二种：似竹粗长者，名竹蔗；似荻细短者，名荻蔗。凡使：捣碎，绞汁用。

主和中助脾，利大小肠，除心胸烦热，止呕哕、反胃，解酒毒。

按：蔗，脾之果也。有除热生津润燥之功，其浆甘寒，能泻火热，所谓甘温除大热之意。煎炼成糖，则甘温而助湿热，所谓积温成热也。晁氏[1]云：甘草遇火则热，麻油遇火则冷，甘蔗煎饴则热，水成汤则冷，此物性之异也。腊月窖诸粪坑，夏取汁服，尤妙。

沙 糖

味甘，气温。以蔗汁入樟木槽，取而煎成。清者为蔗饴；凝结有沙者，为沙糖。漆瓮造成，如石、如霜、如冰者，为石蜜、为糖霜、为冰糖，皆一物而有精粗之不同也。

主与蔗同。多食，令人心痛，生长虫，损齿，发疳䘌。

按：诸糖皆蔗汁炼成，味皆甘温，惟乳糖乃沙糖和牛乳炼者，能和脾缓肝，故治脾胃，及泻肝药多用为先导。

楮 仁

味苦、涩，气平。可作腐。

主食之不饥，令人健行。止泄痢，破恶血，止渴。

附：嫩叶　贴臁疮，一日三换，良。皮，煮汁饮，止产妇血。

李根白皮

味苦、酸，气寒。凡使：取东行根，刮去皱皮，炙黄用。

主奔豚气、心烦逆、漱齿痛、赤白痢。烧末和水，涂小儿丹毒。

附：核仁　味苦，气平。主扑折瘀血骨痛，女人少腹胀满，利小肠，下水气，除浮肿。

---

① 晁氏：即晁说之，字以道，宋代制墨名家、经学家。著有《晁氏客语》。

橙　皮

味苦、微辛，气温。

主和盐贮，食消酒，止恶心。糖作橙丁，消痰下气，利膈宽中。

附：香橼、金橘　主治同。

菱　角

味甘，气冷。

主解酒毒。多食损人。

椰　子

味甘、苦，气平。生岭南，尤盛交趾。木高无枝，干实，旁生似瓠瓜，外有粗皮，叶如束蒲，生树杪，秋月采。

主锯壳作饮器，遇毒则沸。肉，益中气，却瘫痪。皮，煮汤，止衄血，理霍乱。浆如乳汁，醺人。

慈　姑①

味苦、甘，气微寒。生水田中。苗青，茎中空，外有棱，叶前尖后崚，霜后叶枯，根乃练结。凡使：须灰汤煮熟，去皮，方不戟人。

主百毒，产后血闷、攻心欲死、产难、胞衣不出。捣汁服，又下石淋。

荸　脐

味甘，气微寒。生水田中。有茎无叶，其根下生。

主五种膈气，消黄疸、宿食，下丹石毒。

---

① 慈姑：即慈菇。下同。

按：荸荠为消坚、削积要剂，着铜即碎，可见其用矣。

樱 桃

味甘、涩，气热。

主调中，益脾气，止泄精。

按：樱桃属火，性大热，旧有热病及喘咳者，切忌。

榛 子

味甘，气平。

主益气力，实肠胃，令人不饥。

葡 萄

味甘、涩，气温。有紫、白、绿三种。西边有琐琐葡萄，大如五味子而无核，可以酿酒，十数年不败。江东一种，细而酸，名蘡薁①子。

主利小便，治淋涩，逐肠间水、筋骨间湿痹、痘疮不出，研酒饮之。

附：根及藤叶　气味同实。主呕哕，霍乱及胎气上冲心，煮浓汁饮之。

橡 实

味苦，气微温。

主下痢，厚肠胃。

地 蚕

味甘，气平。生下湿及沙碛，亦可栽莳。苗高近尺，方茎对节，狭叶有齿，并如鸡苏，但叶皱有毛，四月开小花，成穗，

---

① 蘡薁：野葡萄，山葡萄。

其根连珠，状如老蚕，五月采，味如百合。不宜生食，多食生寸白虫。与诸鱼同食，令人吐。

主浸酒，除走注风，散血止痛。煮食，治溪毒。

柰

味苦、酸，气寒。有小毒。多食令人肺壅、胪胀。

主补中焦诸不足气，治卒饱气壅不通。

林檎

味酸、甘，气温。树似柰，二月开粉红花，子亦如柰，差圆，早熟者味脆美，晚者酢，须烂熟乃可啖。

主下气，消痰，霍乱，肚痛。

卷之九

金　部

金　屑

味辛，气平。生有毒，熟无毒。不曰金而曰屑，取经锻炼如金箔、钗钏之类，方可入药。中其毒者，惟鹧鸪肉可解。银屑，义同。

主镇心安神，惊悸、癫痫、邪祟鬼气、伤寒、肺损吐血、骨蒸劳极作渴、咳逆上气，并以薄入丸散服。

按：金乃西方之行，性能制火，故治惊痫风热。而病之在肝胆者，古方红雪、紫雪，取金煮汁，皆假其气以为用耳。若入药服，能损人脂。轻粉、水银所伤，惟金能杀其毒，气相畏故也。

附[1]：银屑　气味、主，俱同。但生熟俱无毒。

铅

味甘，气寒。有小毒。铅为五金之祖，变化最多，一变而成水粉[2]，再变而成黄丹，三变而成密陀僧，四变而为白霜。凡使：以铁铫熔化，泻瓦上，滤去渣脚，如此数次，收用。其黑锡灰，则以铅沙取黑灰；白锡灰，不入药。

主伤寒毒气、反胃呕哕，坠痰降气，镇心安神。又治诸般痈毒，并金石药毒，先用酒一斗，入甘草三两，后熔铅一斤，投酒中，如此九次，病人饮醉即愈。蝎蛛咬，灸熨之。

---

① 附：原无，据本书体例补。
② 水粉：《本草纲目·金石部·第八卷》作"胡粉"。

按：黑铅秉北癸之气、阴极之精，其体重实，其性濡滑，其色黑，内通于肾。以未经烹炼，阴质尚存，故局方黑锡丹、宣明[①]补真丹皆用之。得秉交感，又能治一切阴阳混淆，上盛下虚，气升不降，发为呕吐、眩晕、噎膈、反胃危笃诸病，所谓镇坠之剂，有反正之功。但性带阴毒，多服伤人心胃耳。

附：铅灰　主积聚，杀虫，同槟榔末等分，五更，米饮服。和脂，涂疬子上，以旧帛贴之，数数去帛，拭去恶汁，又贴半月许，内消为水。

水　粉

味辛，气寒。恶硫黄。入酒中去酸味，收蟹不沙。

主痈肿瘘烂、干湿癣疮、阴股湿痒、一切恶疮、小儿疳痢赤白、月蚀、狐臭，干糁之。去鳖瘕，杀三虫，堕胎。

按：铅粉，无硝盐火烧之性，有豆粉、蛤粉杂之，止能入气分，不能入血分，与黄丹稍异。服之则大便色黑，此乃还其本质也。虽能消疳、逐积、杀虫、止痢，然性冷而走，脾胃虚弱者忌之。

黄　丹

味辛，气微寒。

主吐逆翻胃、颠痫狂疾，除热毒脐挛，治疟及久积，坠痰，杀虫。煎膏，止痛生肌。

按：铅丹，体重而性沉，味兼盐、矾，走血分，能坠痰去怯，故治以上诸病。仲景龙骨牡蛎汤用之，乃收敛神气以镇惊也。尤外科膏药必用之料。

密陀僧

味咸、辛，气平。有小毒。

---

①　宣明：即《黄帝素问宣明论方》，金代刘完素撰，15卷。

主反胃、消渴、疟疾、久痢、五痔、金疮，杀虫，消积，除狐臭，染髭须。

按：密陀僧感铜、银之气而结，其性重坠，直走下焦，去湿热积滞，咸入血分，凉血，故治诸病。昔人治惊气入心络，喑不语，茶调一匕，屡效。盖重能去怯，而平肝也。其功力与铅丹同，膏药中用以代之。

铅　霜

味甘、酸，气冷。凡使：以铅打成钱，穿成串，瓦盆盛生醋，以串横盆中，离醋三寸，仍盖以瓦盆，置阴处，候生霜，刷下用。

主消风痰，止惊悸，解酒毒，去胸膈烦闷。

按：铅霜乃铅、汞之气交感，英华所结，坠痰涎，去火热，盖有奇效。但不可常服。痛在上焦者，宜此清镇。

铜　青

味酸，气平。微毒。生、熟铜皆有。凡使：淘洗用。

主吐风痰、心气刺痛，明目，去肤赤、风烂眼泪出、恶疮、疳疮、金疮，止血，去息肉，杀疳虫，妇人血气心痛及百虫入耳。

按：铜青乃铜之液气所结，能入肝胆者，铜秉东方乙阴之气结成，则青其本色也。故吐利风痰，明目杀疳，皆二经之病。

自然铜

味辛，气平。出铜之山皆有。色红腻，亦有墙壁；又一种，似丹砂，光明坚硬有棱，中含铜脉尤佳；又一种，似木根，不红腻，随手碎为粉，至为精明①。今所用皆非。凡使：火煅，

---

① 明：原缺，据《本草纲目·金石部·第八卷》补。

醋淬七次，研细，水飞过用。

主折伤，散血止痛，破积聚、产后血邪，安心①，止惊悸，以酒摩服。

按：自然铜，入血行血，乃接骨之神药，与铜屑同。但接骨之后，当理气活血，不可多服，恐火毒、金毒相扇，挟香热之药，别成燥散之祸也。

铁

味辛，气微寒。微毒。凡使：用生者。不入丸散，煎汁用。

主痫疾、恶疮、疥癣、蜘蛛咬，蒜磨生油调敷。又治历年脱肛、折损瘀血在骨节、胁外不去。

铁 落

味辛，气平。系砧上打落细皮屑。

主惊邪、癫痫、善怒发狂、胸膈中热气、食不下、鬼疰、疡疽。

按：铁落，性则制木，故痫疾宜之。阳气太盛，拂郁不得疏越少阳，胆木挟三焦相火、巨阳阴火上行，使人善怒如狂，夺其食，不令胃火复助其邪也。饮以生铁落，制肝木也。木平则火降，故曰下气疾速，气即火也。其铁浆、铁锈、铁精、铁华、铁粉、针砂，入药皆同此意。

石 部

食 盐

味甘、咸，气寒。漏芦为使。凡使：水化，澄去脚滓，煎

---

① 心：原缺，据《本草纲目·金石部·第八卷》补。

炼白色乃良。青盐、赤盐功同。

主见论。

按：盐乃水所凝结而成，其味咸而腥，与人血味同，故咸走血。煎者，收以皂角，故味又微辛。辛走肺，咸走肾，喘嗽、水肿、消渴者，盐为大忌，或引痰吐，或泣血脉，或助水邪故也。然盐为百病之主，服补肾药用盐汤者，引药归肾也；补心药用之者，心苦虚，以咸补之也；补脾药用之者，虚则补其母也；治积聚结核用之者，咸能软坚也；诸痈疽、眼目、诸血病用之者，咸走血也；诸风热病用之者，寒胜热也；大小便病用之者，咸润下也；吐药用之者，咸引水聚也；骨病、齿病用之者，肾主骨，咸入骨也；诸蛊及虫伤用之者，取其解毒也。青盐入肾，与食盐同，不经煎炼，而味咸带甘，入药似胜。

石 膏

味辛，气寒。气味俱薄，降也，阴也。生青、徐。白色洁净，细纹短密，如白蜡状，松软易碎，烧之白烂如粉，红者不可用。色带青，而纹长细如白丝者，理石也；作块而生直理，起棱如马齿坚白，击之则段段横解，烧之亦易散，但硬不作粉者，硬石膏也；似硬石膏成块，击之块块方解，墙壁光明者，方解石也。惟软石膏入胃经，止渴去火；入肺经，解肌发汗；入三焦，退皮肤大热。余则不过体重质坚、性寒而已。凡使：火煅用。

主胃、肺、三焦一切大热，肠胃中结气，中风寒热，伤寒阳明经头痛，发热恶寒，日晡潮热，小便赤浊，大渴引饮，中暑潮热，咽热牙痛，揩齿有益。

按：石膏，至贱之药，而解热如神。仲景大青龙汤，全用麻黄汤，止加石膏一味，以解内之烦躁，而又能助麻黄解表，所以为妙。

又治伤寒阳明症，身热、目痛、鼻干、不得卧，此邪在阳明，肺受火制，故用辛寒以清肺，而擅西方白虎之名。《古今录验方》①治诸蒸病，有五蒸汤，亦是白虎加参、苓、生地、葛根。《外台秘要》治骨蒸劳热久嗽，亦用石膏一斤、甘草一两。此皆少壮之人，肺胃火盛能食者言也。予治一友，久疟年余，被褥用棉至四十余斤，诊之脉鼓有力，每服药加石膏三钱，服二贴，棉被减半，用石膏至六两，而棉被全减，疟疾亦愈。此热极似水，世俱以阳虚补之，岂不误哉！但有血虚发热及脾胃虚劳，初得病时，证亦多同，不识误用，则不可救也。

滑　石

味甘，气寒。生粤西猺洞，山东蓬莱县出者亦佳。有黑、白二种，功皆相同。凡使：以牡丹皮煮过，水淘，晒干用。

主燥脾湿，降胃火，荡胸中积聚寒热，化食毒，逐凝血，利小便，通九窍、六腑津液，止消渴，疗黄疸、水肿、脚气，泄上令下行。

按：滑石，滑能利窍，不与诸淡渗药同。入葱、豉、生姜则上发表邪，入猪苓汤兼阿胶则下利水道，为荡热燥湿之剂。盖发表是荡上中之湿热，利水道是荡中下之湿热，热散则三焦宁而表里和，湿去则阑门通而阴阳利。益元散通治表里上下诸病，盖是此意。无甘草以和之，勿用。

代赭石

味甘、苦，气寒。生各处，以雁门者良。无真者，以左顾牡蛎代之。入心、肝经。凡使：火煅醋淬，研细水飞过用。

主反胃、吐血、衄血、肠风、泻痢、脱精、遗溺、阴痿不

---

①　古今录验方：唐代甄立言撰，50卷。《旧唐书·经籍志》题为甄权撰。原书已佚，部分佚文散见于《外台秘要》《医心方》等书。

起、惊气入腹、女子月经不止、安胎、产难、胞衣不出、崩带、小儿疳疾惊痫。

按：代赭石，甘寒能凉血，故主诸血症。重以镇虚逆，故主惊气诸症。经曰：壮火食气，少火生气。人知阳虚阴痿，不知火气太盛，如诸物见火则软，亦能令阴痿不起，苦寒泄有余之火，而阴起矣。仲景治伤寒汗、吐、下后心下痞硬，噫气不除，亦取其重镇耳。

礞 石

味甘、咸，气平。阴也，沉也。生江北，以盱山出者为佳。有青、白二种，以青者为佳。坚细青黑，打开有白星点，煅后星黄如麸金，其无星者不入药。凡使：礞石四两打碎，入消石四两拌匀，炭火十五斤簇定，煅至消尽，其石色如金，取研末，水飞去消用。

主食积不消，留滞脏腑。宿食、癥块、积痰、惊痫、小儿食积羸瘦、妇人积年食癥、攻刺心痛，得巴豆、硇砂、大黄、荆三棱，作丸服，良。

按：礞石乃厥阴之药，风水太过，来制脾土，气不运化，积滞生痰，壅塞上、中二焦，变生风热诸病，故宜此药重坠，制以消石，其性疏快，使木平气下，而痰积通利，诸症自除。然止可用之救急，气弱脾虚者不宜。王隐君则谓痰为百病，不论虚实寒热，通以滚痰丸治之，岂理也哉？

消

味苦，气寒。生卤地。彼人刮扫煎汁，经宿结成，状如末盐，再以水化煎澄，去沙上滓脚，入萝葡数枚同煮熟，去萝葡，倾入盆中，经宿凝结，在下粗朴者为朴硝，在上有芒者为芒消，有牙为马牙消，一名英消，以芒硝或马牙消置风日中吹去水气，自成轻飘白粉者，为风化消。谓之曰消者，以见水则消，又能消化诸物也。凡牛、马诸皮须此治熟，故又名盐消、皮消。又有硝石，地霜炼成，凝底成块，亦有芒硝、牙硝之称，性、治相同。

朴　硝

味苦、咸，气寒。

主六腑积聚、天行热疾头痛及热胀、肿毒排脓。

芒　硝

味辛、苦、咸，气大寒。

主五脏积聚、久热胃闭，除邪气，破留血、腹中痰实结搏，通经脉，利大小便及月水，破五淋，散恶血，堕胎。

附：马牙硝　味甘，气大寒。主五脏积热伏气。末筛，点眼赤，去赤肿障翳，涩泪痛。

按：朴硝是初次煎成者，质重浊而味酷①涩，所以力紧。芒硝是朴硝淋过炼成者，质清明而性轻爽，所以稍缓。朴硝止可施于卤莽之人及傅涂之药。若汤、散，必须芒硝、牙硝为佳。硝禀太阴之精，水之子也。味咸气寒②，走血而润下，荡涤三焦、肠胃实热，阳强之病用为折治火邪要药。然伤寒、妊娠亦用者，以大黄引之，急过胎所，直入大肠，润燥软坚泻热而母子俱安。经云有故无殒，此之谓欤？元素曰：惟忌三五七月、八九月，余皆不妨。噫！孕妇岂能择月而病？《内经》安有未了之言？意求详慎，反滋疑惑矣！但须审其用之宜、不宜，元素之言可勿泥也。

玄明粉

味辛、甘，气冷。忌苦参。造法：朴硝十斤、长流水一石，

---

① 酷：副词，表示程度，相当于"极""甚"。
② 味咸气寒：原作"气咸味寒"，据文意乙转。

煎化去滓，星月下露一宿，去水取硝，每一斗用萝葡一斤，切片同煮熟，滤净再露一宿，取出，每硝一斤，用甘草一两，同煎去滓，再露一宿，取出，以大沙罐一个，筑实盛之，盐泥固济厚半寸，不盖口，置炉中，以炭火十斤，从文至武煅之，待沸定，以瓦一片盖口，仍前固济，再以十五斤顶火煅之，放冷一伏时，取出，隔纸安地上，盆覆三日，出火毒，研末，每一斤入生甘草末一两、炙甘草末一两，和匀，瓶收用。

主心热烦躁、五脏宿滞癥结，明目，退膈上虚热，消肿毒。

按：玄明粉，去胃中之实热，荡肠中之宿垢，大抵用代盆硝耳。若脾胃虚冷及阴虚火动者，仍忌。

石硫黄

味酸，气温。有毒。产处必有温泉，作硫黄气。有二种：石硫黄，生南海琉球；土硫黄，生广南。以嚼之无声者佳，舶上倭硫黄亦佳。曾青为使，畏细辛、朴硝、铁、醋，忌一切血，犯之令人泄死。凡使：以萝葡剜空，入硫在内合定，稻糠火煨熟，去其臭气，以紫背浮萍煮过，消其火毒，以皂荚汤淘之，去其黑浆。一法：或以绢袋盛，入无灰酒，煮三伏时，或入豆腐内煮，或贯①入猪大脏内煮。中其毒者，黑锡煎汤及猪肉、鸭羹可解。

主暖肾壮阳，筋骨顽痹、冷秘、冷泻、痃癖积聚、小儿慢惊及诸疮疽，杀内外诸虫。

按：硫黄秉纯阳之精，赋大热之性，能补命门真火不足。性虽大热，能疏利大肠，与一于燥涩者不同，中病则止，亦不得过剂。诸疮用之，取其除湿杀虫之功耳。古人用必佐以寒药，虽去拒格之寒，抑

① 贯：灌注。

恐兼有伏阳在内，不得不如此回互。如无伏阳，只是阴虚，更不必以阴药佐之也。

丹　砂

味甘，气微寒。出辰州蛮峒。小如箭簇，大如芙蓉头，极大者重七八两，作墙壁光明者佳。米砂止堪染画。心经血分药，兼入命门。恶慈石，畏碱水，忌一切血，制以地骨皮、车前草、马鞭草、皂荚、瞿麦、决明、南星、白附子、乌头、桑椹、地榆、紫河车、地丁。凡使：宜用生者，炼服有毒，杀人。

主养精神，安魂魄，通血脉，治烦满、消渴、惊痫、邪疟，明目，发汗，中恶腹痛，杀精魅，解胎毒、痘毒，涂疮痂、息肉、疥瘘诸疮。

按：丹砂，气不热而寒，离中有阴也；味不苦而甘，火中有土也。故能纳浮溜之火，而凉心主之热。又，同远志、龙骨之类，则养心气；同当归、丹参之类，则养心血；同枸杞、地黄之类，则养肾；同厚朴、川椒之类，则养脾；同南星、川乌之类，则祛风。随佐使而见功，无所往而不可。

水　银

味辛，气寒。有大毒。升也，浮也。出于丹砂者为真。畏慈石，忌一切血。凡使：以紫背天葵、夜交藤自然汁煮一伏时，其毒自退。得铅则凝，得硫黄则结，得紫河车则伏，得枣则散。

主疥瘘、痂疡、白秃，杀皮肤中虱，杀金、银、铜、锡毒，堕胎。

按：水银乃至阴之精，禀沉滑之性，得凡火煅炼则飞腾灵变，得人气则入骨钻筋，绝阳蚀脑，阴毒之物，无似之者。然用之得法，亦能治病。同黑铅结砂，则镇坠痰涎；同硫黄结砂，则拯救危病。但不可常服取祸尔。

水银粉

味辛，气冷。有毒。畏、忌同水银。升炼法：水银一两，白矾二两，食盐一两，同研不见星，铺于铁器内，以小乌盆覆之，筛灶灰，盐水和，封固盆口，以炭打二炷香，取开，则粉升于盆上矣。其白如雪，一两可升八钱。将轻粉再升打，则为粉霜，功过相同。

主痰涎、积涎、水肿、臌胀、小儿疳痹，杀疥癣虫、瘰疬、酒皶、风疮瘙痒。

按：轻粉纯阴，性燥烈而走，虽劫痰去积，除热杀虫，若用不如法，益不胜害。

灵 砂

味甘，气温。制法：水银一两，硫黄六铢，细研，先炒作青砂头，后入水火既济炉抽之，如束针纹者，成就也。凡使：宜桑灰淋，醋煮伏过用，乃良。

主上盛下虚，痰涎壅盛，头旋，吐逆霍乱，反胃，心腹冷痛，明目，止渴，辟邪。

按：硫黄，阳精也；水银，阴精也。夫妇相配，故能升降阴阳，既济水火，夺造化之玄妙，为镇坠痰涎之神丹。以阴阳水送之，尤妙。

蓬 砂

味苦、辛，气凉。生西南番。有白如明矾者，黄如桃胶者，皆炼结而成，如硇砂之类。伏以知母、鹅不食草、芸苔、紫苏、何首乌。

主消上焦痰热咳嗽、喉痹、瘕结、目翳、噎膈、反胃、积块、结核、瘀肉、骨哽、小儿慢惊及阴㿉、恶疮。

按：蓬砂，甘咸而凉，色白质轻，故治上焦之热。能柔五金，故治有形之疾。能去垢腻，故治热痰、目翳之疾也。

雄 黄

味苦，气平。有微毒。生阶州敦煌山之阳。形块如丹砂，明澈不夹石，色如鸡冠者真。又有青黑色而坚者，名熏黄；有形色似真而臭者，名臭黄，止可疗疮疥。其臭似醋，洗之便去，足以乱真，尤宜辨。凡使：用米醋，入萝葡汁煮干用。

附：雌黄　味辛，气平。系生山阴者。黄色如金。主同雄黄，但不入汤药用。

主杀疥虫、蛊疮、痔虫、劳虫、中恶腹痛、鬼疰、癥瘕、大风邪疟、伏暑泄痢、酒澼、惊痫，化腹中瘀血、涎积。

按：雄、雌同产，以山阴、山阳受气不同尔。其治病之功亦相仿佛，大要为治疮杀毒要药，而又入肝经气分，故癥瘕等病复著殊功也。

矾 石

味酸、咸，气寒。生晋地者上，青州、吴中者次之。色有五色，洁白光明者入药。甘草为使，畏麻黄，恶牡蛎。

主见论。

按：矾石之用有四：吐利风热痰涎，取其酸苦涌泄也；治诸血痛、脱肛、阴挺、疮疡，取其酸涩而收也；治痰饮、泄痢、崩带、风眼，取其收而燥湿也；治喉痹、鼻瘜、痈疽、蛇蝎虎犬百虫伤，取其解毒也。李迅治痈疽有蜡矾丸，护膜护心，散血解毒最效，不可不知。但多服损骨。

慈　石①

味辛、咸，气温。山阴有铁，石生其阳，能悬吸铁，虚连三为佳。外玄中石、中麻石，俱似慈石，但不能吸铁耳。凡使：火煅醋淬，研末，水飞用。

主周痹风湿、肢节中痛酸，明目聪耳，养肾脏，通关节，散颈核、鼠瘘、喉痛，除大热烦满、小儿惊痫。

按：慈石，性冲和，无猛悍之气，像水色黑而入肾，咸能润下，重可去怯，故主诸肾病。且能吸铁，亦足引肺金之气入肾，使子母相生也。

绿　矾

味酸，气凉。煅赤者名矾红，漆匠家用之。

主消积滞，除胀满，黄肿、疟痢、风眼、口齿喉痹、肠风泻血、五痔及诸恶疮。

按：绿矾，酸涌涩收，燥湿解毒化涎之功，与白矾石同，而力差缓。盖绿矾色绿味酸，烧之则赤，既能入血分以伐木，又能燥湿、利小便、消食积，故胀满、黄肿、疟痢、疳疾方往往用之。其源则自仲景用矾石、消石治女劳黄疸方中变化而来也。

石　胆

味酸、辛，气寒。有毒。生秦、晋山穴。鸭嘴色者为上。涂铜铁上，烧之红者真。凡使：细研末用。

主吐风痰，散癥积，蛊胀、水肿、石淋、崩中下血、阴蚀痛及咽喉口齿痛②、鼠瘘、瘜肉、虫牙、金疮。

按：胆矾乃铜之精液，惟收敛上行，能涌风热痰涎，发散风木相

---

① 慈石：即磁石。下同。

② 痛：原无，据《本草纲目·金石部·第十卷》补。

火，又能杀虫，故治诸症有奇功也。

硇砂

味咸、苦、辛，气寒。有大毒。卤液所结，出于青海，与月华相射而生，附盐成质。采取淋炼，状如盐块，以白净者良。凡使：水飞净，醋煮干如霜，刮下用，但不可独用。

主破坚去积及恶疮、息肉。

按：硇砂，大热大毒，噎膈、反胃、积块肉癥之病，用之亦有神功。盖此疾皆起于七情、饮食所致，痰气郁结，遂成有形，妨碍道路，吐食痛胀，不过暂用此物化消。近有炼服为房术者，真杀人不见血也。

石灰

味辛，气温。有毒。伏雄黄、硫黄、硇砂，去锡晕。凡使：煎膏，不入汤药。

主疽疡、疥瘙、恶疮、癞疾、白癜、骨疽，杀痔虫，蚀恶肉，点痣，堕胎。

附：古墓中石灰　棺下者佳。主顽疮、瘘疮、脓水淋漓，敛诸疮口。

附：艌船油石灰　主金疮、跌扑伤损、破皮出血及诸疮瘘、血风臁疮、软疖，止血，杀虫。

按：石灰能止血，但不可着水，着水即烂肉。龚云林①单以古墓石灰，水飞为丸，治青筋沙症，谓能顺气化血、散痰消滞，并治带下、打扑，或久患赤白痢疾，屡著神效。盖入土既久，烈性尽化，故

---

① 龚云林：即龚廷贤，字子才，号云林，又号悟真子，明代江西金溪人。有医林状元之称，曾任太医院吏目。撰述甚富，有《万病回春》《寿世保元》《小儿推拿方脉活婴秘旨全书》等。

有如是之能也。

石钟乳

味甘，气温。有毒。生始兴者第一。以白如玉雪，中空轻薄，如鹅翎管，碎之如爪甲，中无雁齿者为佳。阳明经气分药。

主咳逆上气，涩精壮阳，下焦伤竭，脚弱疼冷，无子精滑，出声音，下乳汁。

按：石钟乳，气甚慓疾，可使阳气暴充，饮食倍进，形体壮盛，适可而止，有何患害？昧者因之自肆淫泆，精气暗损，石气独存，孤阳愈炽，久之发为淋渴，变为痈疽，是果乳石之过耶？

阳起石

味咸，气微温。出齐州。以云头雨脚、轻松如狼牙者佳，其铺茸苴角者不佳。右肾、命门气分药。凡使：火煅赤，酒淬七次，研细，水飞过用。

主阴痿、茎头寒、阴下湿痒、臭汗，暖腰膝，女人子脏中血瘕癥结气、寒热腹痛、月水不定、崩中带下、子宫久冷无子，兼治冷湿风痹、水肿。

按：阳起石，补助阳气，下焦虚寒者宜之。病有宿血留滞，风痹、水肿亦因下焦虚寒所致，得其暖气回阳，雪消见晛矣。但非久服之剂，慎之。

禹余粮

味甘，气寒。生会稽、潞州池泽。形如鹅鸭卵，外壳重叠，中有黄细末如蒲黄，无沙者佳。胃、大肠血分重剂。牡丹皮为使。凡使：火煅醋淬，磁钵重播，水淘，取汁澄之。

主血闭瘕癥、赤白漏下、小腹痛结烦疼，催生，固大肠。

按：禹余粮，重可去怯，为镇固之剂。性涩，故主下焦前后之病。

砒 石

味苦、酸，气热。有大毒。生信州。生砒黄，以赤色者为良；熟砒霜，以白色者为良。畏绿豆、冷水。凡使：盛以小瓷瓶，入紫背天葵、石龙芮，火煅从巳至申①，用甘草水浸，从申至子②，取出再煅，研万下用。

主恶疮、瘰疬腐肉，和诸药涂之自蚀落。蛇□③着手足，肿痛肉烂，以胶清调涂，良。

按：砒霜，燥烈纯热，古方用以劫疟痰。夫药可治疟者颇多，何必用此杀人之物，而治不死之病乎？

玄精石

味咸，气温。生蒲解。亦积盐所成，其色青白，龟背者佳。

主阴症伤寒，指甲面色青黑、心下胀满结硬、虚汗不止，湿痹，咽喉肿痛。

按：玄精石禀太阴之精，与盐同性，气寒而不温，味甘咸而降。同硫黄、消石，治上盛下虚，有救阴助阳之功，此铁瓮申④先生来复丹用之，正取其寒以配石、硫之热也。

凝水石

味辛，气寒。生卤地。乃积盐精液，渗入土中，年久凝结而成。畏地榆，解巴豆毒。凡使：生姜自然汁煮干，研粉用。

主胃中热、五脏伏热、身热、皮中如火烧、时行烦渴，荡

---

① 从巳至申：上午九时至下午五时。

② 从申至子：下午三时至次日凌晨一时。

③ □：缺字，疑为"毒"字。

④ 铁翁申：宋代医家，《洪氏集验方》《普济方》中载有其所传交感丹等方剂。

腹中积聚邪气、水肿、小腹痹、小儿丹毒。

按：凝水石禀积阴之气而成，味辛咸而气大寒，入肾走血，除热之功同于诸盐。

炉甘石

味甘，气温。各处坑冶俱有，乃金银之苗也。其块大小不一，状似羊脑，松如石脂，亦粘唇舌。产金坑而色微黄者为上。凡使：以火煅，童便淬七次，水飞过用。

主明目，去翳，退赤，收湿除烂。

按：炉甘石受金银之气，有制肝之能，故可专治目病。若如法煅淬，入海螵蛸、硼砂各一两，为细末，以点诸目病，甚妙。入朱砂五钱，则性不黏也。

赤石脂

味甘、酸，气平。生各处。以理腻、黏舌缀唇者为上。入心经血分，亦入小肠经。畏芫花，恶大黄。有白、赤、青、黄、黑五色，今多用白、赤二种。凡使：火煅，水飞过用。

主腹痛肠澼、下痢赤白，缩小便，收脱肛、崩带及痈疽、痔瘘。

按：赤石脂入心，腹痛诸症皆火之为殃，崩漏诸症皆血之为祸，心主血属火，故疗之。仲景桃花汤用之，取其重涩入下焦血分而固脱，干姜之辛温暖下焦气分而补虚，粳米之甘温佐石脂、干姜而润肠胃也。

白石脂

味甘、酸，气平。入肺经气分，亦入大肠经。

主病同。

白石英

味甘，气微温。生华阴山谷。大如指，长二三寸，六棱，如水精，长①五六寸者弥佳。青、黄、赤者稀用。肺、大肠经气分药②。

主消渴、肺痈吐脓、咳逆上气、阴痿不足。

紫石英

味甘，气温。生泰山山谷、泷州者尤佳。色淡紫，质莹澈，大小皆五棱，两头如箭簇。长石为使。心、肝经血分药。畏附子，恶黄连。

主心腹咳逆邪气、心虚惊悸，填下焦，散痈肿，女子风寒在子宫不孕。

按：紫石英，上能镇心，重以去怯也；下能益肝，温以去枯也。心生血，肝藏血，其性暖而补，故诸病宜之。

空 青

味甘、酸，气寒。生金、银、铜坑。或大如拳，或小如豆，或成片块。虽有曾青、杨梅青、石青精粗之异，皆以中空有浆为上。石中空者，埋土中数日，亦有浆水。

主目盲、赤肿翳泪，瞳子破者复明。

按：空青治眼翳障要药。东方甲乙，是生肝胆，其气之清者为肝血，其精英者为胆汁，开窍于目，五脏之英皆因而注之，胆汁充则目明，汁减则目昏。有以铜青作者，铜亦青阳之气所生，其气之清者为绿，犹肝血也；其精英为浆，犹胆汁也，亦以类相感应故耳。

无名异

味甘、咸，气平。生川、广深山。大如弹丸，小如黑石子，似蛇黄而色黑。

---

① 长：原缺，《本草纲目·金石部·第八卷》补。
② 药：原缺，据《本草纲目·金石部·第八卷》补。

主金疮、折伤肉损，止痛生肌。醋磨，傅肿毒痈疽。

按：无名异，咸入血，甘补血，寒除热，所主之病亦取其活血凉血之功耳。

浮　石

味咸，气平。系江海间细沙、水沫凝聚，日久结成者。有细孔如蛀窠，白色体虚而轻。

主止渴，治淋，清金降火，消块，化痰。

按：浮石，色白体轻①，肺之象也；气味咸寒，润下之用也，故治诸疾。

---

① 轻：原作"经"，据文意改。

卷之十

水　部

长流水

即千里水。味甘，气平。系来远流长，取直达四肢之义，不必以千里为拘。

主煎手足四肢湿肿浮胀、二便留滞之药。

按：水宜慎择，所关不小。孙真人云：煎人参须用流水，用止流即不验。今甚有以宿水煎药，不惟无效，恐有虫毒、阴气所侵，更受其害，即滚汤停宿，尚洗面无颜色，洗身成癣，水可苟焉塞责哉！

逆流水

即回澜倒逆上流之水。

主煎涌吐胃膈风痰及升散之药。

急流水

系峻滩急下之水，取其性下速也。

主煎下体腰胯风湿疼痛之药。

井华水

味甘，气平。系清晨第一汲者。

主补阴虚，清头目，宜煎一切痰火气血药。

按：井华水乃天一真气浮结水面，况泉为地脉，人之经血像之，其补益可知。凡煎药者，须择土厚质洁之水，不可忽也。

山谷水

味甘，气寒。系石缝流出之水。

主却时疫，退热症。

甘澜水

味甘，气微温。系置水盆中，以杓扬千遍，令有沸珠相逐者。

主煎阴症伤寒药。

按：甘澜水，性柔，取其不助肾气，而益脾胃也。

温汤水

味辛，气热。微毒。内有硫黄，故令水热。
主浴洗疮疥及肌皮顽痹。

神 水

味甘，气寒。端午伐竹，竿中有水，沥取为药。
主心腹积聚及虫。又，饮之清热化痰。

地浆水

味甘，气寒。系掘黄土深三尺，以新汲水沃入搅浊，少顷取清用之。

主霍乱，解枫菌毒及中暍死者灌之。

春雨水

味咸，气平。立春日，以器迎接者。
主煎发散及补中益气药。

按：立春节雨水得少阳生发之气，故可煮①中气不足、清气不升之药。古方：夫妇各饮一杯，还房有孕，亦取资始发育之义。

秋露水

秋分时，以棕拂诸花草之上，取其收敛。

---

① 煮：原作"主"，音近而讹，据《本草纲目·水部·第五卷》改。

主煎润肺、杀虫之药。

冬 霜

味甘，气寒。以鸡羽扫入瓶，密封阴处，久亦不坏。

主疟疾，解酒热。和蚌粉，傅痱疮及腋下赤肿。

腊 雪

味甘，气冷。水瓮贮，掘地埋留用。

主春夏时行疫毒，宜煎伤寒阳症火暍之药。

夏 冰

味甘，气冷。

主伤寒阳毒昏迷，置一块于膻中，良。解烧酒、煤毒。

潦 水

味甘，气平。系深山土凹积而不流动者。

主煎调脾胃、去湿热之药。

按：潦水在土，停澄既久，殊有土气，能助脾元。

菊英水

系采英浸水，气香而甘。此荆潭之人，度二三百岁乃去，王子乔采为变白增年之方也。

主饮令人寿。

百沸汤

味甘，气平。勿用铜瓶煎，损人声音。

主通络，助阳气。风冷气痹人，坐浸亦能取汗。虚寒者忌。

阴阳水

系河、井各半。

主煎阴不升、阳不降，上下乖隔之药。

生熟汤

味甘、咸。

主霍乱及呕吐不能纳食、纳药，饮数口能升降阴阳，即定。又，痰疟、宿食膨胀，投盐少许，即吐出痰食。

齑水

即作黄齑菜水。味酸、咸。

主吐诸痰饮、宿食，酸苦涌泄为阴也。

甑气水

主身面疮成孔臼。糯米甑气水，可涂杨梅疮。

阿井水

味甘、咸，气平。系伏流地下之济水所经也。

主利膈，疏痰，止吐。

按：阿井水，《内经》以为天地之肝，其性趣下，清而且重，用搅浊水即清，故治瘀浊及逆上之痰。青州范公泉，亦济水所注，用造白丸子，利膈化痰尤效。

浸蓝水

味辛、苦，气寒。

主解毒，杀虫。误吞水蛭成积，饮之即下。

盐胆水

味咸、苦。有大毒。系盐场槽中沥下黑汁也。

主蚀䘌，疥癣，瘘疾，虫咬及马、牛为虫蚀，毒虫入肉生子。凡疮有血者，不可涂。

火 部

艾 火

用阳燧火珠，承日取太阳真火，次则钻槐取火，良。急用真麻油灯或蜡烛火，不可用桑柴火，伤人肌肉。

主灸百病冷疾，入硫黄末少许，尤良。

桑柴火

主利关节，拔毒气，祛风寒，宜煎一切补药。

栎炭火

力紧。

主煅炼一切金石药。

烰炭火

力慢。

主烹煎焙炙丸散。

芦火、竹火

主煎一切滋补药，取其性不猛烈，不损药力。

灯 火

宜胡麻油、苏子油燃者，余菜子等油俱无益。

主头风胀痛，视头额太阳络脉盛处，以灯心蘸麻油点火焠之，良。外痔肿痛者，亦可焠。油能去风解毒，火能通经也。小儿初生，因冒寒气欲绝者，勿断脐，急烘絮包之，将胎衣烘热，用灯炷于脐下，往来燎之，暖气入腹内，气回自苏。又，小儿诸惊，仰向后者，灯火焠其囟门、两眉齐之上下；眼翻不下者，焠其脐之上下；不省人事者，焠其手足心、心之上下；

手拳不开，口往上者，焠其顶心、两手心；撮口出白沫者，淬其口上下、手足心。

灯 花

主小儿邪热在心、夜啼不止，以二三颗，灯心汤调抹乳头，吮之。

神针火法

用熟蕲艾末二两，乳香、没药、穿山甲、硫黄、雄黄、草乌头、川乌头、桃树皮末各一钱，麝香五分，为末拌艾，以厚纸裁成条，铺药艾于内，紧卷如指大，长三四寸，收贮瓶内，埋地中七七日，取出用时，于灯上点着吹灭，隔纸十层，乘热针于患处，热气直入病处，其效甚神。忌冷水。

土 部

东壁土

主补脾胃。

按：东壁先得太阳真火烘炙，能引真火生发之气，补土而胜湿，故吐泻以之。岭南治瘴疟，香椿散内用南壁土。近方治反胃呕吐用西壁土，或取太阳离火所照之气，或取西方收敛之气。皆不过借气补脾胃也。

伏龙肝

味辛，气微温。系作灶时，纳猪肝一具于土，俟其日久，与土为一，乃用之。今以灶下土为之，误也。

主吐血、咳血、尿血、肠风、反胃、心痛、狂癫、风邪、蛊毒、崩带、产后血攻心痛、小儿脐疮、重舌、风噤、丹毒及痈肿、发背、臁疮、杖疮、狐臭。

按：伏龙肝治诸血症，盖去血过多，中气必损，甘能补中，微温能调和血脉也。消痈肿者，辛散咸软；催生者，镇重下坠也。况为有生气者所结，宜其倍灵。

百草霜

味辛，气温。系灶额及烟炉中墨烟也。其质轻细，故谓之烟。

主消化积滞，止上下诸血、崩中带下、伤寒阳毒发狂、黄疸、噎膈、疟痢及咽喉、口舌一切诸疮。

按：百草霜、釜底墨、梁上倒挂尘皆是烟气结成，但其体质，有轻虚、结实之异，重者归中下二焦，轻者入心肺之分。古方治阳毒发狂，黑奴丸三者并用，而内有麻黄、大黄，亦是攻解三焦结热，兼取火化从治之义。其消积滞，亦是取其从化，故噎膈、疟痢诸病多用之。其治失血、胎产诸病，虽是血见黑则止，亦不离从化之理也。

釜脐墨

味辛，气温。

主食积、舌肿、喉痹、口疮、阳毒发狂、吐血、血晕、金疮，止血生肌。

墨

味辛，气温。须松烟者方可用，年远烟细者更佳，粗者不可用。

主物芒入目，点摩瞳子上。止吐血，利小便。痈肿、金疮，生肌肉。小儿客忤，妇人通月经。

梁上尘

味辛、苦，气微寒。取空房不近烟火，梁上倒挂者。凡使：烧令烟尽，筛取末入药。

主腹痛、噎膈、中恶、鼻衄，敷小儿软疖。

香炉灰

主跌扑、刃伤，罨①之止血生肌。

碱

味辛、苦，气温。采蓼蒿之属，浸水漉起，晒干烧灰，以原水淋汁，每百斤入粉面二三斤，则凝淀如石，货之浣衣、发面。

主消痰，磨积块，杀齿虫及噎膈，反胃。同石灰，烂肌肉，溃痈疽、瘰疬。

兽 部

鹿 茸

味甘，气温。性喜山谷。取未破、未出血者。若太嫩则血气未具，太坚则又老，惟长四五寸，形如分枝马鞍，茸端如玛瑙红玉，破之肌如朽木者，最善。不可鼻嗅，中有小白虫，视之不见，入人鼻必为虫颡。入命门、心包络、肾、肝经。凡使：或酥炙，或酒炙，各随本方。

主生精补髓，养血益阳，虚劳洒洒如疟、赢瘦、四肢酸②疼、小便数利、泄精、溺血、一切虚损、耳聋、目暗、眩晕、痈肿、骨中热疽、女人崩带赤白。

鹿 角

味咸，气温。黄色、紧重、尖好者，佳。杜仲为使。凡使：

---

① 罨（yǎn）：覆盖，掩盖。
② 酸：原作"疫"，据《本草纲目·兽部·第五十一卷》改。

截段锉屑，以蜜浸过，微火焙，令小变色，捣筛为末，或烧飞为丹服之。以角寸截泥裹，大火烧一日，如玉粉也。

主强骨髓，补阳道绝伤，除少腹血痛、腰脊痛，止尿血，留血在阴中，逐邪恶气、折伤恶血、妇人梦与鬼交，小儿重舌、鹅口疮，诸痈肿、恶疮热毒，醋磨傅之。

按：鹿禀天地纯阳之气，气化秾密，其角自生至坚，无两月之久，大者至二十余斤，凡物之生，无速于此。与茸同功，但力少逊。生用则散热行血，消肿辟邪；熟用则益肾补虚，强精活血；炼霜、熬膏，则专于滋补矣。

鹿角胶粉

名鹿角霜。味甘，气平。畏大黄。制法：米泔水浸七日，长流水浸七日，令软，截细，桑柴火煮七日，旋旋添水，入干牛皮一片，即易消烂，捣成粉，取粉熬成膏，或只以浓汁煎成。

主伤中劳绝、腰痛、赢瘦、吐血、下血、尿血、尿精、妇人血闭无子，止痛，安胎，崩中不止、四肢作痛、多汗、淋露、折伤、疮疡肿毒。

麋　茸

味甘，气温。性喜水泽，似鹿而色青黑，蹄纯肉，目下有二窍，为夜目。今人多不分别，往往以麋为鹿。牡者，犹可以角退为辨；牝者，通目为麋鹿矣。凡使：同鹿茸。

主阴虚劳损，一切血病、筋骨腰膝酸痛，滋阴益肾。

按：鹿属阳，夏至阴生而角解；麋属阴，冬至阳生而角解。是性既不同，功亦应异，何诸本草全无分别？若云补阳所以生阴，补阴亦以附阳，何不浑同言治，而又分鹿、分麋之纭纭也？时珍曰：鹿之茸、角补阳，右肾精气不足者宜之；麋之茸、角补阴，左肾血液不足者宜之。此千古之微秘，前人方法虽具，而理未发出，诚哉之言也。

鹿　肉

味甘，气温。

主补虚瘦弱，调血脉。中风口喎，割片贴之，即正。

按：鹿性多警烈，能别良草。凡服药之人，勿①食其肉，为其食解毒之草，制诸药也。

附：骨　主续绝伤，补骨，除风，安胎，下气，杀鬼物精。

附：血　主大补虚损，益精血。和酒饮之，诸气痛欲绝者，饮之立愈。

附：筋　主劳损续绝。尘沙眯目，嚼烂接入目中，即粘出。

犀　角

味苦、酸、咸，气寒。阳中之阴也。出西番②、滇南、交趾。有山犀、水犀、兕犀，惟水犀难得。并有额角、鼻角。额角短而鼻角长，纹如鱼子，谓之粟纹；纹中有眼，谓之粟眼。黑中有黄花为正透；黄中有黑花为倒透；花中复有花为重透。并名通犀，上品也；花如椒豆斑者，次之；乌犀纯黑无花者，为下品。其通天犀夜视有光，名夜光犀，能通神开水，飞禽走兽见之皆惊。入胃经。升麻为使，恶乌头，忌盐。妊妇服之消胎气。凡使：锯尖，薄纸裹怀中蒸燥，乘热捣之，应手如粉。

主伤寒瘟疫头痛寒热、诸毒气。伤寒畜血，发狂、谵语、发黄、发斑。痘疮稠密，内热黑陷，或不结痂及一切吐、衄、下血，蛊疰，瘴气，小儿惊痫，发背、痈疽、疮肿化脓作水。

按：犀角，足阳明药也。胃为水谷之海，饮食、药物必先受之，故解一切诸毒。五脏六腑皆禀气于胃，风邪热毒必先干之，故治诸血

卷之十　一九七

① 勿：原作"无"，据文义改。
② 番：原缺，据《本草纲目·兽部·第五十一卷》补。

及惊狂、斑痘之症。古方治血，以升麻代之，惟血出于胃者可代，若出他脏但可为佐。不然，犀性走而降，升麻发而升，性味亦不相合也。

羚羊角

味咸、苦，气寒。生川蜀。形似羊，色青，颇大，角密节旋绕劲锐，长一二寸，夜宿角挂树上，须认弯蹙处有挂痕深入者才真。入肝经。凡使：不可单用，细锉捣筛，更研万匝入药，免刮人肠。

主伤寒时气寒热、中风筋挛、湿风注毒伏在骨间、热毒、血痢。酒调末服，催产难。烧灰服，治产后恶血、冲心烦闷。又治食噎、惊悸、疝痛、蛊毒、梦魇、岚障，明目，妇人子痫，痉疾，小儿惊痫，瘰疬，恶疮。

按：羚羊则属木，与诸羊属火者不同，故其角入肝经，同气相求也。肝主木，开窍于目，故障翳则能平之。肝主筋，故惊痫、中风搐搦及筋脉挛急、历节掣痛则能舒之。心者，肝之神，故惊骇不宁、狂越僻谬、魇寐欲死则能安①之。血者，肝之藏，故瘀滞下注、疝痛、毒痢则能散之。相火寄于肝胆，在气为怒，故烦闷、气逆、噎塞不通及伤寒寒热、伤寒伏热则能降之。羚性灵而精在角，故又辟邪恶而解诸毒，烧烟走蛇虺也。

象　牙

味甘，气寒。生南番。具十二生肖肉，各有分段，惟鼻是其本肉。胆不附肝，春前左足，夏前右足，秋后左足，冬后右足。牙则杀取者上也，自死者次之，蜕于山中者下矣。凡使：刮屑末研细，和水用。

---

① 能安：原作"安能"，据《本草纲目·兽部·第五十一卷》乙正。

主诸铁及杂物入肉，刮牙屑和水傅之，立出。诸物刺咽中，磨水服之，亦出。又治风痫、惊悸、鬼魅，亦宜生屑入药。

附：皮　主下疳，烧灰和油敷之。又治疮不合口。

虎　骨

味辛，气微热。凡使：以雄者头、胫、脊为胜。捶碎，去髓，或酥，或酒，或醋炙黄用。药箭射死者有毒，勿用。

主筋骨毒风走注疼痛、脚膝无力、伤寒温气、温疟，杀鬼疰，止惊悸、恶疮，鼠瘘，兽骨鲠咽。

按：虎骨，通可用。《易》云：风从虎者，风，木也，虎，金也。木受金制，故虎啸而风生，阳出阴藏之义也。凡邪疰、惊痫、温疟、疮疡、头风用头骨，手足诸风用胫骨，腰背诸风用脊骨，从其类耳。

羖羊角

味苦、咸，气微寒。入胞络、肝经。菟丝子为使。凡使：勿先取，恐中湿伤人，锯尖，烧灰存性用。

主青盲、惊悸、百节中结气、风头痛、产后余痛，杀痔虫、蛊毒、瘴毒、溪毒。

按：羖羊角苦寒，故治肝热之青盲、心热之惊悸。火热上升之风头痛、湿热之疥虫热毒、伤血之蛊瘴，宜俱主之。至百结气、产后余痛，亦血热气壅而然，不能外也。

羊　肉

味甘、苦，气大温。以铜器煮之，男损阳，女暴下。反半夏、菖蒲。同荞面、豆酱食，发痼疾；同醋食，伤人心。热病、妊妇不可食。白羊黑头、黑羊白头、独角者，有毒，食之生肠痈，惟甘草汤可解。筋膜中珠子食之令人癫痫。凡使：以杏仁或瓦片煮，易糜。以胡桃煮，不臊。

主五劳七伤、风眩、寒疝，小儿惊痫，妇人产后虚羸、产后带下。

按：羊肉，有形之物能补有形肌肉之气，血虚者亦可补，阳生则阴长也。古人常用入汤剂，有以夫。

附：乳　味甘，气温。主润心肺，补虚寒。蚰蜒入耳，灌之成水。反胃人饮之，润胃脘、大肠之燥。

附：肝　味苦，气寒。主肝风虚热，目赤暗痛、热病后失明。

按：羊肝，冷而能补，除肝经热邪，所以明目有功。若他肝则否。

附：胆　味苦，气寒。主青盲，点赤障白翳，疗疳湿、时行热票疮。

附：血　味咸，气平。主饮一升，治产后血攻，下胎衣，治卒惊、九窍出血，解莽草毒、一切丹石毒。

附：胃　味甘，气温。主反胃、虚汗、小便数，作羹食之。

附：胫骨　味甘，气温。主虚冷劳，脾弱肾虚不能摄精，固齿，化铜。脊骨、尾骨，主同。

附：屎　味苦，气平。主吐酸、反胃。烧灰，止小儿疳痢、惊痫、聤耳。窖竹木刺及箭簇不出，亦熏诸疮。

附：羊石子　即外肾。主肾虚精滑。

附：筋　主尘物入目中，熟嚼纳眦中，仰卧即出。

附：齿　主小儿羊痫寒热。

麝脐

味辛，气温。生西羌及陕西、河东诸处。形似獐而小，黑色，常食柏叶，又啖蛇。其香正在阴茎前皮内，别有膜袋裹之。第一生香名遗香，乃麝自剔出者，难得；次脐香，乃捕得杀取者；又次心结香，为猛兽所逐，惊畏失心，坠崖而死，人①拾得者，不堪入药。南海山谷有灵猫囊，其气如麝，功亦相同。凡使：用当门子尤妙，以子日开之，微研不必细。

主中风、中气、中恶、痰厥、积聚癥瘕、温疟、瓜果食积、蛊毒、目翳、小儿惊痫客忤、妇人难产，堕胎，辟恶气，杀鬼精物，去三虫，杀疮虫，又能蚀一切痈疮脓水。

按：麝香，走窜飞扬，内透骨窍脏腑，外彻皮肉及筋。凡症之属虚者，概不可用，即不得已，用之引导，亦不可过剂。

酪

味甘、酸，气寒。北方多造，以牛、羊、马、驼乳炒熬数十沸，酪上浮皮为酥，熬酥出油为醍醐，以牛、羊乳为上。惟鸡子皮、壶卢可盛。余物盛之，滑即透出。

主肺热咳唾脓血、心膈热痛、风邪痹气，可作摩膏。

按：酥、酪、醍醐，性皆润滑，血热枯燥者，均宜。

腽肭脐

味咸，气大热。出登、莱、辽西。毛色似狐似鹿，足似犬，尾似鱼。入药用外肾，而曰脐者，连脐取之也。凡使：酒浸一日，纸裹炙香，锉捣，或于银器中酒煎熟合药。以汉椒、樟脑同收，则不坏。

主补中，益肾气，暖腰膝，破癥结，疗惊痫狂疾、中恶邪气、鬼气、尸疰。

按：腽肭脐专补阳气，故辟阴邪。咸能入血软坚，温热能通行消散，故又主痃癖等症。近世房术用之，以其咸温入肾，壮阳道，固精

---

① 人：原作"大"，形近而误，据《本草纲目·兽部·第五十一卷》改。

气，而补之以味也。

驴阴茎

味甘，气温。肉动风，脂尤甚。

主强阴，壮筋。

附：溺　味辛，气寒。有小毒。主反胃，噎病有虫，癣疠恶疾，多饮之效。

阿　胶

味甘，气平。气味俱薄，浮而升，阳也。以乌驴皮用东阿井水煎成乃佳。今方家用黄明①胶，多是牛皮熬煮者，亦可通用。当以黄透如琥珀色，或光黑如醫漆，不作皮臭，夏月亦不湿软者。凡使：或蛤粉，或草灰炒成珠用，或火炙，或酒化，或水化，各从本方。

主虚劳咳嗽喘急、肺痿唾脓血，补虚赢、阴气不足、心腹内崩、劳极洒洒如疟状、腰腹痛、四肢酸痛、脚酸不能久立、赤白痢，女子血痛、血枯月闭、崩带、安胎及胎前产后诸疾，及痈疽肿毒。

按：阿胶能补血与液，故清肺益阴。谓为主风者，清金制木，风自不生，色黑属水，水能制火，金不受侵，此其所以主风为最也。杨士瀛云：凡喘嗽，不论肺虚肺实、可凉可温，须用阿胶安肺、润肺。小儿惊风后，瞳人②不正，以之倍人参煎服，阿胶育神，人参养正也。又大肠要药，有热毒留滞则能疏导，无则能平安大肠者，肺之合也。成无己云：阴不足者，补之以味。阿胶之甘可补阴血，故血病资之也。丹溪云：安胎者，血虚，胎不安也。与缩砂之止痛行气、黄芩之

① 明：原作"方"，据《本草纲目·兽部·第五十卷》改。
② 瞳人：即瞳仁。

清热下火，均为安胎圣药。数说足以尽其用矣！若胃弱作呕吐、脾虚食不消者，亦不可用。

白马阴茎

味甘、咸，气平。凡使：取正月游牝时，力势正强者，以铜刀破作七片，生羊血拌蒸半日，晒干，以粗布去皮及干血，锉碎用。

主伤中绝脉，阴不起，长肌肉。

附：肉　主长筋骨，强腰脊。作脯，治寒热痿痹。煮汁，洗头疮、白秃。

附：胫骨　味甘，气寒。主煅存性，降阴火。中气不足者，可代黄芩、黄连。

附：白马溺　味辛，气微寒。有毒。主消渴、伏梁、积疝、癥坚积聚、反胃，杀虫，妇人瘕积，铜器承饮之。

牛　肉

味甘，气温。南人以水牛为牛，北人以黄牛为牛。齿有下无上，耳聋而听以鼻，瞳竖不横。乾阳为马，坤阴为牛，故马蹄圆，牛蹄坼。马病则卧，阴胜也；牛病则立，阳胜也。马起先前足，卧先后足，从阳也；牛起先后足，卧先前足，从阴也。自死白首者，食之杀人。疥牛，食之发痒。合韭、薤食，生热病。合生姜食，损齿。凡使：用黄牯牛，入杏仁、芦叶易烂。

主安中，益养脾胃。

按：牛肉补气，与黄芪同功，非吐下药也。倒仓法，借补为泻，可谓心得之妙。若触类而通，则开无量法门矣。但病非肠胃者，似难概施。其脾、肺等，俱主益各本经。

牛　黄

味苦，气平。凡牛有黄者，身上夜有光，眼如血色，时鸣吼、照水，人以盆水承之，伺其吐出，喝迫即堕下水，名生神黄；杀死在角中得者，名角中黄；病死心中剥得者，名心黄，初在心中如黄浆汁，取得便投水中即硬，如碎蒺藜；肝胆中得者，名肝黄。大抵皆不及生神黄也。人参为使，恶龙骨、地黄、常山，畏牛膝、干漆。凡使：单捣，细研如尘用。

主清心，化热，利痰，凉惊，安神，辟邪，堕胎。

按：牛病在心及肝胆之间，凝结成黄，故治病亦如之。正如人之淋石，复能治淋也。凡中风入脏者，用以入骨髓、透肌肤，以引风出；若中腑及血脉者用之，又引邪入骨髓，如油入面，莫能出也。

牛 乳

味甘，气微寒。凡服，必煮一二沸，停冷啜之。与酸物反，令腹中癥结。患冷气人，忌之。

主反胃、热哕，润大肠，治气痢，老人煮粥甚宜。

按：牛乳，生饮令人利，热饮令人口干，温则相宜。其性润，故反胃、噎膈、大便燥结宜时时咽之，兼服四物汤为上策，不可用人乳，以有饮食之毒、七情之火也。又，乳煎荜茇，治痢有效。盖一寒一热能和阴阳耳。

牛角䚡①

味苦，气温。系角尖中坚骨。水牛、黄犍牛者可用，余皆不及。久在粪土烂白者，亦佳。

主诸血病及水肿、带下。

按：角乃筋之粹、骨之余，而䚡又角之精也。厥阴、少阴血分药。烧之则性涩，故止诸血病有功。

---

① 䚡：角中骨。

狗 肉

味酸、咸，气温。其类有三：田犬，长喙善猎；吠犬，短喙善守；食犬，体肥供馔。凡本草所用，皆食犬也。白乌者、牡而黄者，尤胜。食番木鳖则死。

主补胃气，壮阳道，暖腰膝，和五味煮烂，空心食之。

按：犬属土，故暖脾胃，脾胃暖而腰肾受荫矣。若素常气壮多火之人则忌之。乃丹溪则云劳损多是阴虚，犬补阳而不补阴，其说亦似过偏。

附：血　味咸，气温。白犬者良。主横生血上抢心、癫疾发作，俱和酒服。

附：阴茎　味咸、酸，气平。六月上伏日取，阴干百日用。主伤中、阴痿不起，令强热，大生子，除女子带下十二疾。

附：头骨　味甘、酸，气平。主烧灰，壮阳，止疟，金疮止血。

按：狗阴茎与马、驴阴茎同主阴痿，以能补右肾、命门真火也。女子带下皆冲任虚寒所致，咸温入下焦，使二脉温暖，带下自除。

狗 宝

味甘、咸，气平。有小毒。生癞狗腹中，状如白石，带青色，其理层叠。凡使：研用。

主噎食及痈疽、疮疡。

熊 胆

味苦，气寒。入心、胞络、胃三经。凡使：取粟颗许，滴水中，一道若线不散者，真。

主时气热盛变为黄疸、暑月久痢、疳蟨、心痛疰忤、赤目翳障，杀蛔、蛲虫。

按：熊胆，苦入心，寒胜热。黄疸者，邪热在脾也；久痢疳蟨者，湿热在大肠也；痊忤者，邪热在心也。入三经而除热，故治诸症。味苦而寒，故又杀虫。象胆，所主亦同。

熊 脂

味甘，气微寒。熊如大豕，竖目人足，黑色，冬蛰不食，则舐其掌，故美在掌，谓之熊蹯。性恶盐，食之即死。又有大而色黄白者，为羆，俗谓人熊，又谓马熊，其力最猛；小而色黄赤者，为魋，俗谓赤熊。凡使：取背上肪，色白如玉一斤，入生椒十四粒，同炼过收用。

主风痹不仁、筋急、五脏积聚，杀劳虫、头秃面皯。肉，功亦同。

附：掌 用醋、酒水同煮熟，即大如皮球。主御风寒，益气力。

獭

味甘、咸，气寒。有山獭、水獭、海獭。山獭，出广之宜州蛮峒，峒獠珍之，不以出货。海獭，不入药。水獭有两种：入药惟取以鱼祭天者；一种猵獭，形大而颈如马，身似蝙蝠者，不入药。

主水气胀满，骨热痨。煮汁服，治疫气温病及牛、马时行病。

附：肝 味甘、咸，气温。有毒。主虚劳咳嗽、鬼痊、蛊毒、鱼骨鲠①，并烧灰，酒服之。

按：獭肉，性冷治热，热气虚胀，服之甚益。獭肝，甘咸，润下降火，则肺气自清，故补益阴虚而虚咳自止也。

---

① 鲠：原作"硬"，形近而误，据《本草纲目·兽部·第五十一卷》改。

狐阴茎

味甘，气微寒。

主女子绝产、阴中痒、小儿阴癞。

兔　肉

味辛，气平。八月至十月可食；余月食之，伤人神气。

主补中益气、凉血解热，去小儿痘疮。

附：血　味咸，气寒。主凉血、活血，解胎中热毒，催生易产。

附：脑　主催生滑胎，捣烂敷脑发、背发。

附：头骨　味甘、酸，气平。主头眩痛、癫疾。连毛皮烧灰，米饮下，治天行呕①吐不止。

附：肝　主泻肝热，明目。

附：屎　主目中浮翳、瘰瘵、五痔、痔疮。

按：兔者，明月之精。有白毛者，得金之气，入药尤效。

猬　皮

味苦，气平。畏桔梗、麦门冬。凡使：细锉，炒黑用。

主肠风下血、肠痔有虫。烧灰吹鼻，止衄血，甚解一切药力。

牡鼠肉

味甘，气温。凡使：不用牝者。

主骨热劳极、四肢劳瘦，杀虫，小儿疳瘦腹大。小鼠同石灰捣，敷金疮。

附：胆　点目，治青盲。滴耳，治耳聋。

---

① 呕：原缺，据《本草纲目·兽部·第五十一卷》补。

野猪肉

味甘，气平。忌巴豆。

主肠风泻血。

附：黄　味甘，气平。主金疮，止血生肌，疗癫痫、血痢，水研，如枣核许，服之。

豪猪肉

味甘，气大寒。有毒。

主利大肠。

附：肚及屎　气寒。主水肿、脚气、奔豚，连屎烧，研酒服。

按：豪猪，喜食苦参，故治热风水胀而不治寒胀。

猫

味甘、酸，气温。

主劳瘥、鼠瘘、蛊毒。又，狸，主亦同。

麂　肉

味甘，气平。

主五痔，姜、醋同食，有效。

獐　肉

味甘，气温。胆白性怯，饮水见影辄骇走。八月至十一月可食，余月食之动气。

主酿酒祛风。

豕

味甘，气微寒。毛色纯黑者良。反乌梅、桔梗、黄连、胡黄连，犯之泻利。反苍耳，令人动风。合姜食，生面黯发风；

合荞麦食，落毛发，患风病；合吴茱萸食，发痔；合胡荽食，烂人脐；合牛肉食，生虫；合羊肝、鸡子、鲫鱼、豆黄食，滞气；合蛙、鳖肉食，伤人。

主见论。

按：豕肉入胃，便作湿热，热生痰，痰生则气不降而诸症作矣。故患外感者，食之增剧；患疟者，食之复来；患金疮者，食之溷血。肥人多食，动风发痰；瘦人多食，助火作热。盖豕肉补阳，易助有余之邪故也。其心、肝等项，亦有入药主治者，大约借为引经，非独任也。况临杀惊气入心，绝气归肝，肾性咸冷，令少子，脏损阳，脑有毒，头鼻唇生风，肺滞气，肠动冷气，凡六畜脾俱不可食，安得概必补益称乎？惟肚属土，可补益脾胃，为猪一身无害之物而已。

附：肤　味甘，气寒。入肺经。主少阴伏邪，阴火乘肺，咽痛。

附：四蹄　味甘、咸，气寒。系母猪者。主伤挞，洗诸败疮，下乳汁。

附：悬蹄甲　味咸，气平。系母猪者。凡使：炙焦。主五痔，伏热在肠，肠痈内蚀。

卷之十一

禽 部

五灵脂

味甘，气温。气味俱厚，阴中之阴。出北地。寒号虫粪也。以糖心、润泽者为真。恶人参。入肝经血分。凡使：研末，以酒飞，去石，用。

主心腹、胁肋、少腹诸痛，血痢、肠风、疝痛、身体血痹刺痛及痰涎挟血成窠，血贯瞳子，肝疟寒热，小儿五疳、五痫，妇人月闭、产后瘀血，杀虫及蜈蚣、蛇、蝎伤。

按：五灵脂，入肝最速，凡肝血停滞，郁而生风、生虫，以之破血行血，诸症自祛。古同蒲黄等分，醋糊为丸，名失①笑散，男女血痛诸病，用之如神。但属血虚及去血过多者，又在所忌也。云去风者，与荆芥、防风治崩同意，盖风，动物也，冲任经虚，营血为风伤袭，故崩中暴下耳。

伏 翼

味咸，气平。有毒。入肝经血分。苋实为使。凡使：拭去肉上毛，锉去爪、肠，煅存性，用。

主小儿魃病、惊风。取血滴目，夜视有光。止久咳上气、久疟、瘰疬、金疮内漏。

夜明砂

味辛，气寒。入肝经血分。恶白敛、白微。凡使：水淘去

---

① 失：原作"一"，据方剂名称改。

灰土、恶气，取细砂，日干，焙用。

主目盲障翳、小儿无辜疳，熬捣为末，拌饮。瘰疬，略炒为末，茶调服。子死腹中，烧灰，酒下。又治积聚、惊悸、五疟。

按：夜明砂乃蚊蚋①眼也。蚊蚋阴类，夜视精明，一着人身，即向毛孔吮血，其精明可知。伏翼亦夜视精明，食之入腹，惟眼不化，和粪而出，以治诸血病，取其能活血消积而治之，以其属也。又俱属肝经，故治目独称要剂。

鸡

类亦多。阉鸡能啼者有毒。小儿五岁以下，食鸡生蛔虫。合葫、蒜、芥、李、犬肝、犬肾、兔肉食，并令人泄痢。合鱼汁食，成心瘕；合鲤鱼食，成痈疖；合獭肉食，成遁口；合生葱食，成虫痔；合糯米食，生蛔虫。

黄雄鸡

肉味甘，气微温。

主补虚温中，女人崩中、漏下赤白。

附：冠血　味咸，气平。主缢死心下温者，刺血滴口中，男雌女雄即活。百虫入耳，滴入即出。诸浸淫疮、马啮疮、蜈蚣咬，并取涂之。

按：鸡冠血乃诸阳之所聚，至高至清，味咸走血，透肌肉，故治诸病。须用三年老雄者，取其阳气充溢也。

附：屎　气微寒。主消渴、石淋、臌胀、风痹。又，醋调敷蜈蚣咬；死胎不下，浓煮粥食之；妬乳、痈肿，烧灰，酒

---

① 蚋（ruì）：蚊类昆虫。蚋科。头小，色黑，胸背隆起，吸人畜的血液，幼虫栖于水中。

下之。

白雄鸡

肉味甘、酸，气微温。

主调中，下气，消渴、癫邪。

乌雄鸡

肉味甘，气微温。

主风湿麻痹，安胎，治折伤，攻痈毒。

按：乌牡鸡，性滑而濡，妊妇将产时，宜烂煮乌牡鸡，取汁作粳米粥与食。不食肉者，恐难消也。今俗，产后恐其虚弱，即食鸡啖卵，气弱者，因而成疾，由不解此意故也。

黄雌鸡

肉味甘、酸、咸，气平。

主补精髓，助阳气，煮汁煎补药服，佳。

乌雌鸡

肉味甘、酸，气温、平。

主破心中宿血，产后虚羸，安胎，痈疽排脓。

乌骨鸡

味甘，气平。有白毛乌骨者、黑毛乌骨者、斑毛乌骨者、骨肉俱乌者、肉白骨乌者，但观舌黑，则知肉骨俱乌，入药更良。

主一切虚损病，大人、小儿下痢禁口及消渴、中恶、鬼击、心腹痛、崩中带下。

附：反毛鸡　主反胃。

按：诸鸡，补虚羸之最要，故食治方中多用。凡用心、胆、肝、肠、肪、胫、粪等，以乌雄鸡为良；卵以黄雌，头以黄雄，翮①以乌雄为良。大抵鸡虽属木，分而配之，则黄雄鸡得离火阳明之象，白雄鸡得庚金太白之象，故辟邪恶者宜之；乌雄鸡属木，乌雌鸡属水，故胎产宜之；黄雌鸡属土，故脾胃宜之；而乌骨者，又得水木之精，故虚热者宜之。各从其类也。三年雄鸡，常食养血补气。丹溪云鸡性补，能助湿中之火，病邪得之则剧，此又非但鸡而已，鱼肉亦然。

鸡　卵

味甘，气平、微寒。畏醇酒。多食令人腹中有声，动风气。和葱、蒜食，气短；同韭子食，成风痛；同黄鳖肉食，损人；同兔肉食，成泄痢。妊妇同鲤鱼食，令儿生疮；同糯米食，令儿生虫。

主安胎，止惊。生啖，开喉音。醋煮食，治久痢及产后虚痢。和蜡炒，止小儿疳痢。

按：卵白象天，气清性凉；卵黄象地，气浑性温；兼黄、白用之，性平。故能理气血，而治以上诸疾也。

附：壳　主伤寒劳复，炒黄黑为末，热汤下，取汗即愈。

附：壳中皮　主久咳气结，以麻黄、紫菀和服之。

鸭　肉

味甘，气冷。微毒。凡使：黑者有毒不可食，目白者杀人，用取白毛而老者，良。

主止热痢，利小便及虚劳客热。

按：鸭，水禽也。治水利小便，宜用青头雄鸭，取水木生发之象。治虚劳热毒，宜用乌骨白鸭，取金水寒肃之象。

附：血　味咸，气冷。主解诸毒、野葛毒，刺项中热血饮

---

① 翮（hé）：翅膀。

之，入咽即活。卒中恶死，沥雄鸭头血入口，外以竹筒吹下部，极则易人，气通即活。

白鹅膏

味甘，气微寒。嫩鹅毒，老鹅良。

主炼膏灌耳，治卒聋。

附：肉　味甘，气平。主止消渴，多食发风、发疮，火薰者尤毒。

雉　肉

味酸，气微寒。雄者纹采而尾长，雌者纹暗而尾短。春夏食虫蚁，与蛇交，有毒不可食；秋冬食稻粱，宜食之。

主补中，益气力，除蚁瘘。

鹑　肉

味甘，气平。合猪肉食，令人生黑子；合菌子食，发痔。四月以前不可食。

主解结热。和小豆、生姜食，止泄痢。又治小儿疳及下痢五色。

按：鹑乃蛙化，气性相同，蛙与虾蟆皆解热治疳，利水消肿，故鹑亦与之同功云。

白鸽肉

味甘，气平。

主调精，益气，恶疮、疥癣、风疮、白癜、疬疡，炒热酒服。多食，减诸药力。

附：卵　主预解痘毒。

附：屎　名左盘龙。味辛，气温。主消肿，除腹中痞块，疗破伤风及阴毒垂死者，消瘰疬诸疮，炒研敷人、马疥疮。

英　鸡

味甘，气温。生泽州有石英处。状如鸡而雉尾，体热无毛，腹下毛赤，飞翔不远，腹中常有石英，人食之取英之功也。

主益阳道，补虚损，令人肥健能食，不患冷疾。

按：英鸡补益，在诸鸡之上，即泰鸡亦不及也。泰鸡，小冠矮脚嫩毛，饲以胡椒，栖以高架，味香甘细滑，云是饵黄真人丹粒遗种，《纲目》但云发痘疮，不言其补益，似有未详。二者较之，果不若此鸡日食诸英之力更胜。

雀　肉

味甘，气温。最忌合李食及诸肝食。服白术人，忌之。

主壮阳，益气，暖腰膝，缩小便，女人血崩带下。

按：雀肉，宜冬食之，取其阴阳静定未泄，而阳气完全也。

附：卵　味酸，气温。五月取第一番者。入右肾、命门。主暖精起痿，女子血枯不月，大胜雀肉。

附：雀屎　一名白丁香。味苦、辛，气温。微毒。取一头尖挺直者，是雄屎。凡使：去两畔附着者，细研，甘草水浸一宿，去水，焙干用。主点涂不溃痈疖；和首生儿乳，点目中胬肉、赤脉贯瞳仁；和干姜、桂心、艾叶为丸，消疙癖、伏梁，急黄欲死者，汤化服之立苏；咽喉禁塞，温水末服之；又治风虫牙痛。

斑鸠肉

味甘，气平。有大小数种，其用则一也①。

主多食补肾，明目，益气，令人不噎，久病②虚损人，宜

---

① 一也：原无，据《本草纲目·禽部·第四十九卷》补。
② 病：原缺，据《本草纲目·禽部·第四十九卷》补。

食之。

凫 肉

即野鸭。味甘，气凉。状似鸭而小，杂青①白色，背上有纹，短喙长尾，卑脚红掌，肥而耐寒。种小者，名䴙䴘，味尤佳。并宜冬月取食。

主补中益气，平胃，消食，除十二种虫，大益病人。身有小热疮者，年久不愈，宜多食之。

雁 肪

味甘，气平。

主风挛麻痹，炼烊滤过，空心暖酒，调服一匙。

鹤 血

味咸，气平。有白、有玄、有黄、有苍，入药用白者。

主益气力，补虚乏。

附：脑　主和天雄、葱实服之，令人目明。

附：卵　味甘、咸，气平。主预解痘毒。鹳卵同。

鹳 骨

味甘，气大寒。有乌、白两种。似鹤，但头无丹，项无乌带。

主鬼蛊、诸疰毒、五尸、心腹痛。

鹄 肉

一名天鹅。味甘，气平。身大于鹤，羽毛白泽，其翔极高而善步，惟大金头鹅似雁而长项，入食为上。

----

① 青：原缺，据《本草纲目·禽部·第四十七卷》补。

主腌炙食之，益人气力，利脏腑。

附：羝毛　主贴刀杖金疮，立愈。

鸨鷔肉

味咸，气微寒。状如鹤而大，青苍色，张翼广五六尺，举头高六七尺，长颈赤目，头项皆无毛，顶皮方二寸许，红色如鹤顶，喙深黄色而扁直，长尺余，嗉下有胡袋，足爪如鸡，黑色。

主炙食，补中益气。

附：髓　味甘，气温。主补精髓。

鸬鹚肉

味酸、咸，气冷。

主大腹臕胀，利水①道。

附：头骨　主下鱼骨鲠。翠鸟同。

鹈鹕脂

味咸，气温，滑。水鸟也，大如苍鹅，灰色，喙长尺余，直而且广，口中正赤，颔下有皮袋，容二升，沉水食鱼，一名青庄。凡使：剥取其脂，熬化掠取，就以其嗉盛之，则不渗漏，他物则透走。

主涂痈肿，治风痹，透经络，通耳聋。

按：鹈鹕油，性走，能引诸药透入病所，拔毒通窍，故治诸病。

鹧鸪肉

味甘，气温。微毒。同竹笋食，令人腹胀。自死者不可食。

主解野葛、菌子、生金毒及蛊气欲死。

---

① 水：原作"小"，形近而误，据《本草纲目·禽部·第四十七卷》改。

按：鹧鸪，喜食乌头、半夏苗，中其毒者，甘草、生姜解之。

鹡鸰肉

味甘，气平。

主炙食，疗五痔及吃噫下气。

练 鹊

味甘，气温、平。

主风疾，浸酒日饮。

啄木鸟

味甘、酸，气平。

主劳虫、风痫。烧灰纳孔中，治痔瘘、牙疳。

慈 鸟

味咸、酸，气平。北土极多，似乌鸦而小，群飞作鸦鸦声，初生母哺六十日，长则反哺，不膻臭，可食。

主劳瘦、骨蒸、咳嗽。

鸱 头

味咸，气平。凡使：取雄者，微炙用。

主头风目眩、癫痫。

鹭 肉

味咸、腥，气平。

主炙食之，益脾补气。

乌 鸦

味酸、涩，气平。膻臭不可食，止可治病。

主瘦病咳嗽、骨蒸劳病，以瓦瓶泥固，烧存性为末，每饮服一钱。

喜 鹊

味甘，气寒。

主石淋，消结热，烧灰服。

鳞 部

龙 骨

味甘，气平。生晋地川谷及泰山水岸、土穴中死龙处。采无时。骨细纹广者是雌，骨粗纹狭者是雄。五色具者上，白色、黄色者中，黑色者下，舐之着舌者良。入心、肝、包络、肾经。得人参、牛黄良，畏石膏。凡使：煅赤，为粉用。

主精滑遗泄、小便不禁、肠风下血、泄痢脓血、夜梦纷纭，镇惊安神，止阴疟及恚怒气伏在心下，不得喘息，鬼疰，精魅，女人胎漏、崩漏，肠痈，内疽阴蚀，久不敛口生肌，小儿脐疮，末傅之。

按：龙骨能收敛浮越之正气，固大肠而镇惊。经曰涩可去脱，此之谓矣。

附：齿 味涩，气凉。得人参、牛黄良。主大人惊痫、诸痉癫疾，小儿五惊、十二痫。

紫稍花

味甘，气温。系龙之遗沥，值流槎则枯着木枝，如蒲槌状，色微青黄。

主真元虚惫、阴痿、遗精、白浊如脂、小便不禁、囊下湿痒、女人阴寒冷带。

鲮鲤甲

味咸，气微寒。有毒。状如鼍而小，背如鲤而阔，首如鼠而无牙，腹无鳞而有毛，长舌尖喙，尾与身等，常吐舌诱蚁食之。凡使：或炮，或烧，或酥炙、醋炙、童便炙、土炒、蛤粉炒，以尾甲力胜。

主山岚瘴疟、痰疟、风湿冷痹，通经脉，下乳汁，妇人鬼魅悲泣、小儿惊邪、一切痈肿排脓，杀虫。

按：鲮鲤甲，穴山而居，寓水而食，出阴入阳，能窜经络，达于病所，用之引药，不宜多服。

蛤蚧①

味咸，气平。有小毒。首如蟾蜍，背绿色，上有黄斑点，如古锦纹，长尺许，尾短，其声最大，多居木窍间，牝牡上下相呼，累日情洽乃交，两相抱负，自堕于地，人往捕之，亦不知觉。凡使：其毒在眼，须去眼及甲上、尾上、腹上肉毛并头足，勿伤尾，酥炙、蜜炙令黄色，熟捣，口含奔走不喘息者始真，宜丸、散中用。

主虚劳久嗽不愈，肺间积虚热，久而成疮，嗽出脓血，辟传尸鬼物，壮元阳，通月水，利水道，下石淋。

按：蛤蚧属阴，能补水之上源，则肺肾皆得所养，故定喘止渴，功同人参；益气养阴，助精扶羸，功同羊肉。近世治劳损皆用之，取其滋补也。

白花蛇

味甘、咸，气温。有毒。湖、蜀、黔皆有，惟蕲擅名。龙

---

① 蛤蚧：原作"蚧蛤"，据中药名称及此后"按文"改。

头虎口，黑质白花，胁有二十四方胜纹，腹有念珠斑，口有四长牙，尾上有一拂指甲，虽干枯而眼光不陷。凡使：去头、尾，各去三五寸，酒浸三日，火炙，去皮、骨，取肉用。

主一切风症，中风㖞斜、暴风瘙痒、大风、小儿急慢惊风、瘾疹、白癜风。

按：白花蛇能透骨搜风，内脏腑，外皮肤，无处不到。盖蛇性善窜，能引药至于有风疾处，故也。

乌稍蛇

味甘，气平。有小毒。生商洛山，惟蕲州者胜。剑脊细尾，腹下有白带一条，长一寸者雄也，宜入药用。凡使：去头、尾及皮鳞带子，锉断，苦酒浸一宿，柳木炭火炙干，用。

主与白花蛇同。

蚺蛇胆

味甘、苦，气寒。有小毒。气薄味厚，阴也，降也。形狭长，通黑，皮膜极薄，舐之甜苦，取粟许着净水中，浮游水面，回旋行走极速者为真。人以猪胆、虎胆伪充，虽水中走，但迟耳。入心、肝、胃经。

主明目去翳，疗大风，心腹䘌痛，下部䘌疮，杀五疳。水化灌鼻中，除小儿脑热疳；同麝，傅齿疳宣露。

按：蚺蛇禀己土之气，胆受甲乙风木之化，故其味苦中有甘，所主皆厥阴、太阴之病。

蛇 蜕

味咸、甘，气平。凡使：只用白色如银者，烧存性，用。

主病：见论。

按：蛇蜕，入药有四义：一能辟恶，取其变化，性灵也。故治鬼魅、蛊、疟诸疾。二能去风，取其属巽，性窜也。故治惊痫、癜驳①、喉舌诸疾。三能杀虫，故治恶疮、痔漏、疥癣诸疾，用其毒也。四有蜕义，故治翳膜、胎产、皮肤诸疾。从其类也。

鼍 甲

味酸，气微温。有毒。凡使：酥炙，或酒炙用。

主心腹癥瘕积聚、崩中下血、瘰疬、风顽瘙疥恶疮，烧酒浸服之，功同鳖甲。

按：鼍甲所主诸症，多属厥阴，其功只在平肝木、治血、杀虫也。

乌贼鱼骨

一名海螵蛸。味咸，气微温。生近海州郡。形若草囊，口在腹下，八足，聚生于口旁，背上只有一骨，厚三四分，形轻虚而白，又有两须如带，甚长；血及胆如墨，书字逾年则减；骨取上纹顺者是真，横者是沙鱼骨，勿用。恶白及、白敛、附子，能淡盐，伏砒砂。凡使：以血卤作水浸并煮，漉入烧红土坑，经宿取出入药，效自加倍。

主见论。

按：螵蛸，肝经血分药也，味咸而走血。故血枯、血瘕、经闭、崩带、下痢、疟疾，肝之本病也；寒热疟疾、聋、瘿、少腹痛、阴痛，肝之经病也；目翳流泪，肝之窍病也。皆肝伤血闭不足之症。乌贼骨性温，通血脉，祛寒湿，而诸症自除也。经云血病无多食咸，此则能淡盐，则又当别论矣。

青 鱼

味甘，气平。状似草鱼，而背正青色，头中枕骨，蒸令气

---

① 驳：古同"驳"。颜色不纯。

通，状如琥珀，可作酒器、梳篦。服术人忌之。

主同韭白煮，治脚气湿痹。

附：胆　味苦、酸。气寒。主消赤目肿痛，吐喉痹痰涎及鱼骨鲠，傅恶疮。

按：东方青色，入通肝胆，故治目疾。其治喉痹、骨鲠，则取涌泄系乎酸苦之义。

鲤鱼

味甘，气平。鲤脊上两筋及黑血有毒，溪涧中者毒在脑，俱不可食。天行病后下痢及宿癥、风疾，俱不可食。服天门冬、朱砂人，不可食。不可合犬肉及葵菜食。炙鲤烟入目，损目光。

主见论。

按：鲤鱼乃阴中之阳，鳞数三十六，阴极则阳复也。其功长于利小便，故能治肿胀、黄疸、脚气、喘嗽、湿热。作脍则性温，故能去痃结冷气；烧之则从火化，故能发散风寒、平肺、通乳、解肠胃及肿毒之邪。《素问》言鱼热中，《脉诀》言热则生风。盖鱼之在水，无一息之停，能动风、动火，不独鲤也。

鳙鱼

味甘，气温。头最大，目旁有骨名乙，状似鲢而色黑，味亚于鲢，然鲢美在腹，鳙美在头也。

主暖胃，已疣。

赤眼鱼

味甘，气温。有赤脉贯瞳，身圆而长，细鳞，青质赤章。

主暖胃和中。

白鱼

味甘，气平。形窄，腹扁，鳞细，头尾俱向上，肉中多细刺。

主开胃，下气，去水气。

草　鱼

味甘，气温。形长，身圆，肉厚而松，状类青鱼。有青、白二色，白者味胜。

主暖胃和中，能发诸疮。

石首鱼

干者名鲞。味甘，气平。形如白鱼，身弱骨细，鳞黄色如金，首有白石两枚，莹洁如玉，四月来自海洋，绵亘数里，其声如雷，海人取之，泼以淡水，皆围围无力，初水来而白者，甚佳。

主开胃，益气。

附① 鲞，主炙食，能消瓜果成水，又治暴下痢及卒腹胀不消。

鳡　鱼

味甘，气平。

主食之已呕，暖胃和平。

鲫　鱼

味甘，气温。喜偎泥，不食杂物，故为佳品。同蒜食，生热；同沙糖食，生疳虫；同芥菜食，成肿疾；同猪肝、鸡、雉、鹿肉食，生痈疽；同麦门冬食，害人。

主温中，益胃。猪脂煎灰服，治肠痈。和酱汁，涂诸疮。

按：鲫鱼属土，故有调胃益肠之功。多食，亦动火。

------

① 附：原无，据本书体例补。

嘉 鱼

味甘，气温。首有黑点，长身细鳞，肉肥白如玉，味颇咸，食乳泉故也。众鱼莫及。

主劳瘦虚损、肾虚消渴。

鲂 鱼

一名鳊鱼。味甘，气温。小头缩颈，穹脊阔腹，扁身细鳞，其色青白，腹内有肪最美。

主和芥食，助肺气，去胃风，消谷。作鲙食，助脾气，令人能食。功与鲫同，疳痢人勿食。

鲈 鱼

味甘，气平。有小毒。出吴中、淞江尤盛。四五月方出，长仅数寸，状微似鳜，而色白有黑点，巨口细鳞，四鳃。

主补五脏，益筋骨，妊妇食，安胎。

鳜 鱼

味甘，气平。扁形阔腹，大口细鳞，有黑斑彩斑，色明为雄，晦为雌，皆有鬐鬣刺人，厚皮紧肉，肉中无细刺。

主腹内恶血，去腹内小虫、肠风下血。

鲨 鱼

味甘，气平。溪涧中小鱼也。长四五寸，头尾般大，头①状似赤眼，身圆似鳝，厚肉，重唇，细鳞，黄白色，有黑斑点纹，鬐刺甚硬，其尾不歧。

主暖中，益气。

---

① 头：原缺，据《本草纲目·鳞部·第四十四卷》补。

鲦 鱼

味甘，气温。江湖中小鱼也。长仅数寸，形狭而扁，状如柳条，性好群游。

主暖胃，止冷泻。

乌 鱼

味甘，气寒。

主湿痹、五痔，下十种水气及妊妇水肿。作鲙，与脚气人食，良。

鳗鲡鱼

味甘，气平。状如蛇，背有肉鬣至尾，无鳞，有舌，腹白，大者长数尺。背有黄脉者，名金丝鳗鲡。歙州出一种，背有五色纹者，尤胜。腹有黑斑者，四目者，背有白点无鳃者，俱不可食。孕妇勿食。凡使：连骨，烧存性，用。

主湿脚气、腰肾间湿、风痹、传尸、瘖气、五痔、疮瘘，杀诸虫及小儿劳疳、一切风瘙如虫行。

按：鳗鲡与蛇同类，其功专在杀虫去风。

鳝 鱼

味甘，气大温。生水岸泥窟中。多食令人霍乱。时行病食之，多复。一种蛇变者，夜以灯照之，必项下有白点，通身浮水上，有毒，害人。

主去十二经风邪、湿痹，除腹中冷气腹鸣、妇人产后诸虚，贴一切痔瘘、臁疮，引虫。

附：尾血 主口眼㖞斜，同麝少许，左㖞涂右，右㖞涂左，正即洗去。耳痛，滴数点入耳；鼻衄，滴数点入鼻；疹后生翳，点少许入目。赤疵，同蒜汁、墨汁频涂之。

按：鳝鱼与蛇同形、同性，其力在尾，故能走经脉，疗十二风邪及口喎、耳目诸窍之病。风中血脉，则口眼喎斜，用血主之，从其类也。

鲻鱼

味甘，气平。海鲻，生海中，极大；江鲻，生江中，长七八寸；泥鲻，生湖池，长三四寸，沉于泥中。

主暖中，益气，醒酒，解消渴。

鳣鱼

即鳇鱼。味甘，气平。生江海深处，长二三丈，纯灰色，皆有骨甲三行，鼻长有须，口近颌下，尾歧无鳞，张口接物，听其自入，世俗所谓鲟鳇鱼吃自来食，是矣。

鲟鱼

味甘，气平。生江海深处。亦鳣属也，但背上无甲，骨不脆，色青碧，腹下色白，鼻长与身等，余与鳣同。

按：鳣鱼、鲟鱼，食之动风气，发一切疮疥，多食生痰成癥，作鲊味奇，亦不益人。

孩儿鱼

味甘，有毒。

主瘕疾。

黄颡鱼

味甘，气平。微毒。无鳞，似小鲇，腹下黄，背上青黄，鳃①下有二横骨，两须，有胃，群游作声轧轧②。

---

① 鳃：原作"腮"，据文义改。
② 轧轧：象声词。

主煮食，消水肿，利小便。烧灰，治瘰疬、久溃不收敛及诸恶疮。

河 豚

味甘，气温。有毒。生吴、越最多。状如蝌蚪，大者尺余，背色青白，有黄缕，无鳞、无鳃、无胆。一种色淡①黑，有纹点，毒尤甚。煮忌煤炱②落中，与荆芥、菊花、桔梗、甘草、附子、乌头相反，宜荻笋、蒌蒿，畏橄榄、甘蔗、芦根、粪汁。

主去湿气，理腰脚，去痔疾，杀虫。

附：肝及子　有大毒。主疥癣虫疮，同蜈蚣烧研，香油调搽之。

豚 鱼

味咸，气腥。生海中为海豚，生江中为江豚。舟人候之占风，其中有曲脂，点灯照樗蒲即明，照读书、工作即暗，俗言懒妇所化也。肉不中食，膏和石灰艌船，良。

主飞尸、蛊毒、瘴疟，作脯食之。肪主疮癣、杀虫。

鲛 鱼

味甘，气平。生近海诸郡。青目赤颊，背上有鬣，腹下有翅，味并肥美，南方珍之。大者尾长数丈，能伤人。种类、状貌不一，皆皮上有沙，堪揩木如木贼，小者子随母行，惊即从口入母腹中。

主作鲙，补五脏，功亚于鲫。

附：皮　主治心气、鬼疰、蛊毒、食鱼鲙成积不消。

---

① 淡：原作"炎"，据《本草纲目·鳞部·第四十四卷》改。
② 炱：火烟凝积成的黑灰。

鲍　鱼

味辛，气臭而温。

主扑折瘀血、痹在四肢不散、女子崩血不止，煮羹通乳汁。

虾

味甘，气温。有小毒。米虾、糠虾，以精粗名也；青虾、白虾，以色名也；梅虾，以梅雨时有也；泥虾、海虾，以出产名也。有病人勿食，动风发疮疥、冷积，小儿勿食。

主作羹，治鳖瘕，托痘疮，下乳汁。法制，壮阳；煮汁，吐风痰；捣膏，敷虫疽。

海　妊

味咸，气温。

主妇人劳损、积血带下、小儿风疾、丹毒、汤火伤。

鲥　鱼

味甘，气平。

主补虚劳。蒸下油，瓶盛埋土中，取涂汤火伤，甚效。

鱵　鱼

味甘，气平。大小异形，喙尖有一细黑骨如针。

主食之无疫。

石鮅鱼

味甘，气平。有小毒。生南方溪涧中。长一寸，背里腹下赤，南方以作鲊。

主疮疥癣。

鲵　鱼

味甘。有毒。生山溪中。似鲇有四足，长尾，能上树，大旱则含水上山，以草覆身，张口，鸟来饮水，因吸食之，声如小儿。

主食之，已疫病。

鲇 鱼

味甘，气温。反荆芥。赤目、赤须、无鳃者，并杀人。合牛肝食，令人患风噎；合野猪肉食，令人吐泻；合鹿肉食，令人筋甲缩。

主水肿，利小便。五痔下血，同葱煮食之。

金 鱼

味甘、咸，气平。

主久痢禁口。

鲢 鱼

味甘，气温。

主温中，益食。多食，令人渴，发疮疥。

鳔 胶

味甘、咸，气平。以鱼肠造成者，粘物甚固。

主烧存性，治产难及产后血晕、破伤风搐、赤白崩中、便毒肿痛。

鱼 鲊

味甘、咸，气平。凡鲊，皆发疮疥。内有发，害人。不熟者，损脾胃。

主捣炙，傅虫疮、聤耳、痔瘘。

鱼 鲙

味甘，气温。凡诸鱼之鲜活者，薄切，洗净血腥，以蒜齑、姜、醋、五味和食之。但近夜勿食，不消成积。勿饮冷水，生虫。同乳酪食，令人霍乱。不可同瓜食。

主心下酸水、冷气、湿痹、伏梁气块、冷结疢癖，宜脚气风气人。

按：鱼鲙，非治病者也。谓有所主，亦用之使吐耳。予见患偏头风者，久药不愈，偶忍痛往外经营，舟中早起，坐船外漱口，忽闻水腥触喉，吐绿痰数升，病遂失。谓鱼鲙有所主，亦与此同。

介　部

龟　甲

味甘，气平。江湖皆有之。板当心前一处，四方透明，如琥珀色者最佳。其头方、脚短、壳圆、版白，为阳龟；头尖、脚长、壳长、版黄，为阴龟。阴人用阳，阳人用阴。版取败者，谓钻灼陈久如败也。一云煮过、钻过者，性气不存，须自死枯败者。入药惟用水龟板。恶沙参、蜚蠊。凡使：止取底板，锯去四边，石上磨净，灰火炮过，涂酥炙黄，或酒炙、醋炙、脂炙、烧灰，各随本方。勿令中湿，中湿者有毒。

主骨蒸劳热、血麻痹、腰背疼、疟疾，去瘀血，止血痢，伤寒劳复，肌体寒热欲死，五痔，阴蚀，小儿囟不合，烧灰傅头疮不燥，妇人漏下赤白，产前后痢疾，难产及阴痒。

按：龟，上下甲，古人通用，至《日华》始用板。夫龟属阴，而板乃阴中之至阴，大有补肾之功，故所主之病皆肾虚所致。大凡滋阴降火之药，多寒凉损胃，惟龟甲有中州之甘味，真良品也。龟首，常藏向腹，能通任脉，取下甲以养阴。鹿鼻，常反向尾，能通督脉，取上角以养阳。二物之寿，盖本诸此，其神灵所以独异也。

附：溺　荷叶盛之，以镜照之自出，或用棕搔鼻亦出。主滴耳，治聋。点舌下，治中风舌暗、小儿惊风不语。摩胸背，治龟胸、龟背。

按：龟尿走窍透骨，故主诸病。

附：血　味咸，气平。主涂脱肛。

附：肉　味甘、酸，气温。主酿酒，治大风瘫痪。煮食，除湿痹、风痹、寒嗽、泻血、痢血。

鳖　甲

味咸，气平。生各处，以岳州、沅江所出，有九肋者，生剔为上。三足、赤足者，腹下有卜字、王字、五字形者，头足不缩者，独目者，目四陷者，腹下红有蛇纹者，俱有毒，不可食，急埋深阱①，免误后人。恶理石、矾石。凡使：坚积，醋煮。劳热，童便煮，须研极细用。又法，以煅灶灰一斗，酒五升，浸一夜，煮令烂如胶用，更佳；桑柴火，尤妙。

主老疟、疟母、痃癖癥瘕、骨节间劳热、伤寒阴毒腹痛、劳复、食复、肠痛、鼻瘜、阴蚀、痔核、扑损瘀血、石淋、妇人经闭、漏下五色、堕胎、小儿惊痫。

按：鳖甲，色青入肝，所主俱肝经血分之病，兼能益肾。龟甲，色黑入肾，所主俱肾经血分之病，兼能通心。盖介虫阴类也，主治阴经，各从其类耳。但鳖肉主聚，故凝滞；鳖甲主散，故疏利。亦不可不别也。

牡　蛎

味咸，气平、微寒。生海旁，附石而生。初如拳石。魂礧相连如房，四面渐长，至一二丈，每一房内有肉一块，每潮来，诸房皆开，有小虫入则合以充腹。取者，皆凿房，以烈火逼之，

---

①　阱：坑。

挑取其肉，最美而贵。入肾经血分，亦入肝、胆经。贝母为使，得甘草、牛膝、远志、蛇床子良，恶麻黄、辛夷、吴茱萸。凡使：不必论左顾，入盐一两，煮一时，再入火煅赤，研粉，以琥珀试之，随手走起者，真也。

主伤寒寒热、温疟洒洒，除留热在关节，营卫虚热，去来不定，止消渴，疗咳嗽化痰，除心脾气痛、胁下痞热，定惊恚怒气，止盗汗，除老血，涩大小肠，男子虚劳鬼交，女子崩中带下，小儿惊痫及痈肿、鼠瘘、瘿核。

按：牡蛎，咸能软坚，寒能除热，涩能回津，牡蛎之功毕矣。以柴胡引，去胁下硬；以茶引，消项上结核；以大黄引，消股间肿；以麻黄、蛇床子、干姜佐，去阴汗；以地黄为使，益精、止小便；以杜仲合煎，固盗汗。凡病虚而多热者，宜用；虚寒者，忌之。

文　蛤

味咸，气平。生东海。其形一头小，一头大，壳有斑。海蛤，功用亦同。凡使：以半天河水煮三时，以枸杞汁拌匀，入竹筒内，蒸一伏时，捣用。

主化痰饮，消积聚，止消渴、咳逆、十二水满急痛、胸痛腰痛、胁胀、血痢、伤寒出汗不彻、抽搐、妇人血结胸、崩带。

按：文蛤，水族性寒，能利水胜热。伤寒病在阳，当以汗解，反以冷水噀之，或灌之，其热郁遏不出，意欲饮水而反不渴。盖水与邪气渗入少阴，以其经脉上循喉咙，故意欲饮水，尚在经中，未入于里，故反不渴。斯时不用咸寒收阴泻阳，邪留变热，必致大渴引饮矣！则知文蛤专治内外水饮也。若服而不瘥，必水饮在膀胱，又以五苓为要。

石决明

味咸，气平。形长如小蚌而扁，外皮甚粗，细孔杂杂，内则光耀，背侧一行有孔，如穿成者。凡使：以面裹煨熟，磨去粗皮，捣烂再研如面，方入药用。

主肝肺风热、青盲内障、骨蒸劳极，通五淋。

按：石决明，咸寒入血除热，所以主诸目；入肾补阴，故骨蒸劳热亦主之也。

真　珠①

味咸、甘，气寒。蚌蛤无牝牡，雀所化成，故能生珠。凡蚌孕珠如怀胎，谓之珠胎。入心、肝经。凡使：以新完未经钻眼者，人乳浸三日，以豆腐煮过，研如粉用；不细，则伤人脏腑。

主安魂魄，去目翳，除耳聋、手足皮肤胪胀，止遗精、白浊，解痘疔毒，治难产，下死胎、包衣，小儿惊热风痫。

按：真珠为水精所孕，专能制火，且其性镇重，又能坠痰，故主心、肝二经之病。

龜　甲

味甘，气平。凡使：炙黄酒浸，研用。

主外科一切恶疮用之。

蟹

味甘、咸，气寒。有小毒。雄者脐长，雌者脐团，霜后方可食。其有足斑、目赤、独螯、独目，或两目相向、腹下有毛、腹中有骨、六足、四足者，并有大毒，不可食。孕妇食之，令子横生。

主解结散血，续筋骨，愈漆疮，解鳝鱼毒。

---

①　真珠：即珍珠。

附：爪　主破宿血，堕胎，醋煎服。

附：壳　主烧存性，蜜调，涂冻疮及蜂虿伤。酒服，治妇人儿枕痛。

蚌　粉

味咸，气寒。生江湖。大者长七八寸，状如牡蛎辈；小者长三四寸，状如石决明辈。其肉可食，壳可为粉。蚬壳、瓦垄子，主治多同。

主解热燥湿，化痰湿肿，水嗽，擦阴疮。

附：肉　味甘、咸，气冷。主止渴，除热，解酒毒。

蛤蜊粉

即海粉。味咸，气寒。生东南海中。白壳紫唇，大二三寸，火煅其壳作粉，不入煎剂。

主热痰、湿痰、老痰、疝气、白浊、带下。同香附末、姜汁调服，治心痛。油调，涂汤火伤。

按：蛤粉乃肾经血分之药，故主湿嗽、肾滑之疾。又，寒制火，而咸润下，故能降焉；寒散热，而咸走血，故能消焉。坚者软之以咸，取其属水而性润也；湿者燥之以渗，取其经火化而利小便也。

马　刀

味辛，气微寒。有毒。生江湖。似蚌而小，形狭而长，其类甚多，长短大小、厚薄斜正虽有不同，而性味、功用则一也。凡使：用壳炼粉。

主水瘿、气瘿、痰饮。

田螺肉

味甘，气大寒。

主利大小便，去腹中结热，脚气冲上，手足浮肿，用真珠、黄连末内入良。取汁注目中，止目热赤痛。捣烂贴脐，引热下行，止禁口痢。取水搽痔疮。烧研治瘰疬。

螺　蛳

味甘，气寒。清明后，其中有虫，不可食。

主黄疸、水肿、反胃、痢疾、脱肛、痔漏，利大小便。

附：烂壳　主痰饮积及胃脘痛，小儿哮疾，软疖。

淡　菜

味甘，气温。生东南海中。形状不典，而甚益人。

主补①五脏，益阳事，理腰脚气、腹中冷气、痃癖、瘿气。

---

① 补：原缺，据《本草纲目·介部、第四十六卷》补。

卷之十二

虫 部

白僵蚕

味咸、辛，气平。有小毒。取头番自死者、白色条直为佳。恶桑螵蛸、桔梗、茯苓、茯神、萆薢。凡使：去丝绵、炒过用。

主散风痰，结核、瘰疬、喉痹、风虫齿痛、皮肤风疮、丹毒、阴痒、痰疟、癥结、中风失音、崩中赤白、乳闭、产后腹痛、小儿惊痫夜啼、疳蚀。

按：僵蚕属火，兼土与金、木，老得金气，僵而不化。治喉痹下咽立效者，取其清化之气，从治相火、散浊逆结滞之痰也。系厥阴、阳明之药，故又治诸血病、疟病、疳病也。

附：缲丝　主消渴。

按：缲丝属火，能泄膀胱水中相火，以引清气上朝于舌，或以茧壳及丝棉煮汤饮之，亦可。

原 蚕

味咸，气温。有小毒。系第二番养者，俗呼为晚蚕。凡使：去翅，炒用。

主壮阳事，止泄精、尿血及暴风。

按：蚕蛾，性淫，出茧即媾，至枯槁乃已，故阴部用之。

附：原蚕沙　味甘、辛，气温。凡使：晒干，淘净，再晒。可久收不坏。主熨筋骨瘫缓、皮肤顽痹、腹内宿冷、冷血瘀血、癥结、消渴、血崩。

按：蚕沙性燥，胜风去湿用之。煮酒，色味清美，又能却疾。

附：茧　味甘，气温。凡使：火煅用。主出痈肿头，一枚一头，二枚二头。止消渴、反胃，除蛔①虫、血淋、血崩、痔疮。

附：蚕蜕　味甘，气平。凡使：微炒用。主妇人血病及目翳，痔疮。

蝉　蜕

味咸、甘，气寒。有数种，以形极大、声极高、一鸣而不停断者，入药最良。凡使：沸汤洗去泥土、翅足，浆水煮过，晒干用。

主头风眩晕、皮肤风热、痘疹痒、疮痒，除目翳，出音声，小儿惊痫、夜啼，催生。

按：蝉乃土木余气所化，饮风吸露，其气清虚，故能入肝，祛风散热，如小儿壮热惊痫是矣。催生者，取蜕脱之义也。其鸣清响，能发音声；其性善蜕，能脱翳障；其体轻浮，能发疮疹。功能各从其类耳。治夜啼，不去上截则不验。

崖　蜜

味甘，气平。

主和荣卫，润脏腑，通三焦，调脾胃。

按：崖蜜，生则性凉，故能清热；熟则性温，故能补中；甘而和平，故能解毒；柔而濡泽，故能润燥；缓可以去急，故能止心腹、肌肉、疮疡之痛；和可以致中，故能调和百药，而与甘草同功。

附：蜜蜂子　味甘，气平、微寒。有毒。蜂有土蜂、木蜂、黄蜂子，俱可食。蜂类同科，其性效亦不相远。畏黄芩、芍药、

① 蛔：原作"疣"，据《本草纲目·虫部·第三十九卷》改。

牡蛎、白前。凡使：以生姜、紫苏炒用。主大风、丹毒、风疹，下乳汁及带下病。

蜜　蜡

即黄蜡。味甘，气微温。

主补中，续绝伤，肺虚咳嗽、下痢脓血、金疮。

附：蜜白蜡　主泄澼后重见白脓，补绝伤，利小儿，止孕妇胎动、下血不绝。

按：蜜之气味俱厚，属乎阴也，故养脾；蜡之气味俱薄，属乎秋也，故养肺。厚者味甘，而性缓质柔，故润脏腑；薄者味淡，而性涩质坚，故止泄痢。

虫白蜡

味甘，气温。

主生肌，止血，定痛，接筋骨。入丸散，杀瘵虫。

按：白蜡属金，禀收敛坚强之气，为外科要药。同合欢皮，入长肌膏中，神效。

露蜂房

味甘，气平。取山中悬于树上，得风露者。其房重重如楼台，名草蜂窠。凡使：炙用。

主合乱发、蛇皮，烧灰，酒调，日二服，治恶疽、附骨痈根在脏腑，历节肿出、疔肿恶脉。煎水漱齿，止风虫疼痛。又，洗乳痈、蜂疔、喉痹。

按：露蜂房，外科用之，取其以毒攻毒，兼有杀虫之功。

桑螵蛸

味咸、甘，气平。生桑枝上，螳螂子也。二三月采。肝、肾、命门药。畏旋覆花。凡使：热水浸淘七次，蒸过，火炙用，免令人泄。

主心神恍惚、阴痿梦遗、疝瘕、女子血闭、腰痛，通五淋，利小便。

按：桑螵蛸，大补肝肾，故男女肝肾诸病不可阙也。如无桑上者，他树亦可。以炙桑根白皮佐之，桑根白皮行水，以接螵蛸就肾经也。

水 蛭

味咸、苦，气平。有毒。以水中得啮人，腹中有血者，干之为佳。肝经血分药。畏石灰、食盐。

主逐恶血、瘀血月闭，破血癥积聚，堕胎。咂赤白游疹及痈肿、毒肿，名曰蛭针。

按：水蛭，苦走血，咸胜血，与蚕虻同。然逐死血，不用草木者，以死血非生物不能活也。

䗪 虫

即土鳖。味咸，气寒。生鼠壤土中及屋壁下。状似鼠妇，而大者寸余，形扁如鳖，无甲而有鳞，微有臭气，十月采，暴晒。畏皂荚、菖蒲、屋游。凡使：去足，焙用。

主破坚，下血。折伤接骨，须先将折骨整定，方服，否则接错。

按：䗪虫能去瘀血，仲景治杂病方及久病积结，有大黄䗪虫丸，又有大鳖甲丸，及妇人药并用之，以其有破坚下血之功也。又，折伤瘀血作痛，用之尤验。但伤在筋骨、脏腑，法当补养者，用此又无益矣。

蚕 虻

味苦，气微寒。有毒。大如蜜蜂，腹凹褊，微黄绿色。肝经血分药。凡使：入丸散，去翅、足，炒熟用。

主破坚，下血，通九窍，开喉痹，消积聚，堕胎。

按：䗪虫，食血而治血，因其性而为用也。无己云：苦走血，血结不行，以苦攻之，故治蓄血者用虻、蠮之咸寒，以软坚行血，而通荣卫，诸症自除矣。又治疟母，亦软坚行血之意也。

䗪 蠮

味辛、咸，气寒。生人家壁间灶下，多者聚至千百。身似蚕蛾，腹背俱赤，两翅能飞，喜灯火光，气甚臭，屎尤甚。

主瘀血、癥坚寒热、喉咽闭、内寒无子。

鼠 妇

味酸，气温。生湿处瓮器底及土坎中。大者长三四分，多足，似衣鱼稍大，灰色，背有横纹蹙起。

主久疟寒热，月闭，血瘕，利水道，堕胎，小儿惊风，鹅口疮，痘倒靥，解射工、蛛蜘毒、蚰蜒入耳。

蝼 蛄

味咸，气寒。短翅四足，穴土而居，吸风食土，喜就灯光，雄者善鸣而飞，入药用雄。凡使：去翅、足，炒用。

主水肿、头面肿，利大小便，通石淋，产难，出肉中刺，溃痈肿，治瘰疬，下哽噎，除恶疮。

按：蝼蛄，自腰以前甚涩，能止大小便；自腰以后甚利，能下大小便。且性急于诸药，虚人勿轻用。

蟾 蜍

味辛，气凉。微毒。生人家下湿处。形大，背上多痱磊，行极迟缓，不能跳跃，亦不解鸣。虾蟆多在陂泽，形小，皮上多黑斑点，能跳接百虫，举动极急。功用虽不相远，用者亦当分别。

主小儿劳瘦、疳虫、面黄癖气，烧灰傅一切有虫极痒恶疮。

按：蟾蜍土精，穴土食虫，故入胃经。退虚热，行湿气，杀虫䘌，而为疳病、痈疽要药，亦攻毒拔毒之能耳。

附：蝌斗① 主捣傅火飙热疮及疥疮。

蟾 酥

味甘、辛，气温。有毒。取法：翻番转向天，捏其眉棱，取白汁于油纸上及桑叶上，置阴处一宿即干。或以蒜及胡椒等辣物纳口中，则蟾身白汁出，以竹篦刮下，面和成块干之。不可入目，令人赤肿，以紫草汁洗点即消。俱端午日采用。

主一切恶疮、顽癣、虫牙、齿缝出血，纸纴②蘸少许，按缝处即止。和牛酥、吴茱萸苗汁，调摩腰眼、阴囊，治腰肾冷，助阳气。如脑疳，以乳汁调，滴鼻中。

蛙

味甘，气寒。有数种：一青蛙，形纯青色，嘴尖；一金线蛙，背作黄路，腹细；一石鸭，背绿肱长；一水鸡，腹大脊青。正月出者，不可食。

主利水，消肿，禁口毒痢、小儿疳瘦。捣汁服，解虾蟆瘟病。烧灰，涂月蚀疮，产妇尤宜。

山 蛤

味甘，气温。生深山岩窦、泉水流处。似虾蟆而大，黄色，能吞气，饮风露，不食杂虫，土人往取，必于二伏时蛤夜出乘

---

① 蝌斗：即蝌蚪。下同。
② 纴：缯帛。

凉，夜半持火照之，初见不取，旋途方取之。连皮蒸食甚美。

主补虚损，小儿劳瘦、疳疾。

按：蛤生极寒之地，犹畏炎暑而出，其为温补之物可知。《纲目》未详，今备补之。

蝎

味甘、辛，气平。有毒。出青州。形紧小者良。入肝经。凡使：去足，焙用。

主中风半身不遂、口眼㖞斜语涩、手足抽掣、小儿惊痫、大人痃疟、耳聋、疝气、女人带下阴脱。

按：蝎，色青属木，活风要药，故厥阴风木诸病主之，以其有辛温走散之性也。

蜈 蚣

味辛，气温。有毒。黑头赤足者良。畏蛞蝓、蜘蛛、鸡屎、桑根白皮、白盐。凡使：以薄荷叶火煨，去头、足、尾用。

主鬼疰、蛊毒，制诸蛇、虫、鱼毒，癥积，邪疟，疗心腹寒热积，去恶血，堕胎，杀三虫，小儿惊痫风搐、脐风口噤，秃疮，瘰疬，便毒。

按：蜈蚣有毒，惟风气暴烈者可以当之。盖行而疾，惟风与蛇，蜈蚣能制蛇，故亦能截风。

蜘 蛛

气微寒，有小毒。种类甚多，惟身小尻大，腹内有苍黄脓者为佳。畏蔓菁、雄黄。凡使：取屋西结网者，去头、足，研膏用。

主大人小儿癫及小儿丁奚大腹，吸蜈蚣咬毒。汁涂蛇毒、疗肿、齿䘌。烧灰点，脱肛立收。

斑蝥

味辛，气寒。有大毒。春食芫花，名芫青，青绿色，嘴尖，背上有一画黄；夏食葛花，名亭长，黑身赤头；秋食豆花，名斑蝥，黄斑色，背上有一画黄、一画黑，嘴尖处有一小赤点；冬蛰地中，或墙石内，名地胆，黑头赤尾，额上有大红一点。马刀为使，畏巴豆、丹参、空青，恶曾青、甘草、豆花。凡使：并去翅、足，糯米炒熟用；生则令人吐泄。

主鬼疰、蛊毒、鼠瘘、疽疔，堕胎。

按：斑蝥专走下窍，瘰疬、疔疽莫不有根，以斑蝥、地胆制度如法，能使其根从小便中出，或如粉片，或如血块，或如烂肉，此其验也。但毒之行，小便必痛涩难当，以木通、滑石、灯心辈导之。

蚯蚓

味咸，气寒。有小毒。入药用白颈，是其老者。取得去土盐之，日暴须臾成水。凡使：糯米泔浸一宿，无灰酒浸一宿，焙干切，每一两以蜀椒、糯米各二钱半，同熬至米熟拣出用。或为末，或烧灰，或化水用。

主解诸热毒、伤寒伏热狂谬、阳毒、结胸、大腹、黄疸，利小便，脚风、头风、历节风、喉痹、秃疮、瘰疬、小儿卵肿。

按：蚯蚓，性寒而下行，寒故能解诸热疾，下行故能利小便，治足疾，而通经络也。

雀瓮

味甘，气平。蚝虫老者，吐白汁于树间，凝聚渐坚如瓮，其瓮中子，雀喜食之，故名。惟取榴棘上者。

主蛊毒、鬼疰、喉痹、小儿脐风、急慢惊风、痫症。

粪蛆

气寒。蝇之子也。古法治酱生蛆，以草乌切片投之；痈疽生蛆，以木香、槟榔末敷之；烂痘生蛆，以嫩柳叶铺卧引出，藜芦、贯众、白敛末、真香油调敷之。

主小儿诸疳积、疳疮、热病谵妄、毒痢作吐。

附：马肉蛆　主针箭入肉中及取虫牙。

附：虾蟆肉蛆　主小儿诸疳。

蜻　蛉

味辛，气温。取青色大眼者，余黄黑者不入药。

主补中，益阳，去冷气。

红娘子

味苦，气平。有小毒。初生头方而扁，尖喙向下，六足，垂翼，黑色，及长则能飞，外翼灰黄，有黑斑，内翅五色相间，秋深生子在樗皮上，故又名樗鸡。凡使：去翅、足，以糯米炒黄，或面炒黄，去米面用。不可近目。

主阴痿，益精强志，行瘀血，疗瘰疬及目中结翳。

壁　钱

大如蜘蛛而形扁，斑色，八足而长，亦时脱壳，其膜色光白如茧，其虫有毒，咬人至死。以桑柴灰煎取汁，调白矾末敷之。

主喉痹、鼻衄、金疮出血不止、牙疳腐臭。

牛　虱

主预解小儿痘疹毒，和米作饼，与儿空腹食之，终身可免痘疮之患。

蜣　螂

味咸，气寒。胃、大肠、肝经药。畏羊肉、角，石膏。凡使：端午日采取，蒸藏，临用去足，火炙，勿置水中，令人吐。

主小儿惊痫瘈疭、腹胀寒热、大人癫疾阳狂、一切痔瘘，疔肿、附骨恶疽，堕胎，出箭簇。

蛴螬

味咸，气微温。有毒。状如蚕而大，身短节促，足长有毛。生树根及粪土者，外黄内黑；生旧茅屋上者，外白内黯。皆湿热之气薰蒸而成。蜚蠊为使，恶附子。凡使：收得阴干，与糯米同炒，至米焦黑，拣去米及身上口畔肉毛，并黑尘，作三四截，研粉用。

主恶血血瘀，破折血，在胁下坚满痛，月闭，乳闭。取汁滴目，去青翳、白膜，点喉痹即开。

按：蛴螬能行血分，散结滞，故主诸血痹之病。

莤香虫

主小肠疝气。

枸杞虫

味咸，气温。生枸杞上，食叶，状如蚕，为蛹时取之，晒干收用。

主炙黄，和地黄末为丸，大起阳益精，治肾家风虚。

蜗牛

味咸，气寒。有小毒。与蛞蝓一类二种，背负壳者为蜗牛，无壳者为蛞蝓，以形圆而大者为胜。城墙阴处，一种扁而小者，无力，不堪用。

主贼风喎僻、踠跌、脱肛、诸肿毒、痔漏，蜈蚣、蝎、蚕毒，研烂涂之。发背，水浸一宿，取出涎水，调蛤粉傅之。小儿撮口脐风，去壳，研涂。

按：蜗牛，性禀阴湿之气而生，故味咸气寒，所以总除诸热。

衣　鱼

味咸，气温。衣中少，书卷中甚多。

主小儿脐风撮口、客忤天吊、风痫口㖞，利小便。

人　部

人　发

味苦，气温。凡使：取二十岁男子，内外无病，于顶心剪下者。入丸药膏中，苦参水浸一宿，漉出，入瓶内，火煅赤，待冷研用。退落者亦同。

主五癃关格不通，止血晕、血闷、血痢，合鸡子黄煎之。消为水，治小儿惊热。煎膏，长肉消瘀。烧灰吹鼻，止衄。

按：发乃血余，《素问》云属肾，以血者，水之类也。王冰注云：肾主髓，脑者髓之海，髓减则发素矣。《类苑》① 云：属②心，禀火气而上生；须属肾，禀水气而下生；眉属肝，禀木气而侧生。故男子肾气外行而有须，女子、宦人则无须，而眉发不异也。时珍又面部分经而属，未免穿凿太甚。但肾为血类，心为血主，用之补血，以人补人，故有益于阴甚捷也。

头　垢

味咸、苦，气温。梳上者，名百齿霜。

主噎疾、劳复。

耳　垢

味咸、苦，气温。有毒。

---

① 类苑：南朝梁刘孝标编，120 卷。
② 属：据文意，此前当脱一"发"字。

主蛇虫、蜈蚣螫者，涂之良。

爪　甲

味甘，咸。凡使：烧存性用。

主烧灰酒服，催生下胞，阴阳易。刮末，同津液点，去目翳飞丝；吹鼻，止衄血。

牙　齿

味甘、咸，气热。有毒。两旁曰牙，当中曰齿。凡使，烧灰用。

主除劳，治疟、蛊毒、乳痈、痘疮倒黡。

人中黄

味苦，气寒。造法：以竹筒入甘草末于内，竹木塞两头，冬月浸粪缸中，立春取出，风处阴干，取出，晒干用。

主天行热狂、五脏实热、蕈毒、恶疮。

人　溺

味咸，气寒。童子者佳。凡使：入姜汁、韭汁一二点，徐徐服之。

主咳嗽、肺痿、疟疾渴甚，明目，益声，血闷热狂、扑损瘀血作晕、吐血、鼻衄、难产、胞衣不下。

按：小便能滋阴降火，推陈致新，饮之入胃，随脾气上归于肺，下通水道而入膀胱，乃其旧路也，故治肺病，引火下行。盖人之精气，清者为血，浊者为气，浊之清者为津液，清之浊者为小便，小便与血同类，故病之虚热者伏以咸寒，使火不上炎，而血不妄溢，肺得复其清肃之常，是以诸血病资为上品。褚澄云：人喉有窍，毫发不停，血若渗入，咳无休止，惟饮溲溺，则百不一死；若服寒凉，百一生。至仲景白通汤中，又是用为热药向导，而去格拒也。

溺白垽

味咸，气平。以风日久干者为良。

主传尸、热劳、肺痿、心膈热，消瘀血，治咽喉、口齿疮及痈疽、诸窍出血。

按：溺白垽能泻肝火、三焦火、膀胱火，从小便出，亦是入故道，而咸能润下走血也。

秋　石

味咸，气温。制法：秋月取童子溺，每缸入石膏末七钱，桑条搅，澄定，倾去清液，如此二三次；入秋露水一桶，搅澄，如此数次；滓秽涤净，咸味尽除，以重纸铺灰上晒干，完全取起。轻清在上者为秋石，重浊在下者刮去不用。

主虚劳、冷疾、小便遗数、漏精、白浊、骨蒸、坚块。

按：秋石不如人中白，未经火煅，可无助虚阳、涸真水之患。惟虚冷者，服之可耳。

乳　汁

味甘、咸，气平。取无病妇人首生男儿，白稠者佳。

主补五脏，润毛肤，疗目赤痛多泪。

按：人乳即人血，补血之功多，但无定性。其妇和平，饮食冲淡，其乳必平；其妇暴躁，饮酒食辛，或有火病，其乳必热。凡服乳须热饮，若晒干为粉，入药更妙。惟脏寒人不宜。

津　唾

味甘、咸，气平。

主疮肿、疥癣、皱皰、五更未语者，频涂擦之。又，明目退翳。

按：津唾乃精气所化，凡目有云翳，每日①令人舌舐数次，久则

---

① 日：原作"辰"，文义不属，据《本草纲目·人部·第五十二卷》改。

真气熏及，自然毒散、翳退。其治疮肿等，亦是此意。

人　气

主下元虚冷，日令童男女以时隔衣进气脐中甚良。又，骨节痹痛，令人更互呵熨，久久经络通透。鼻衄、金疮嘘之，能令血断。

按：人在气中，气在人中，天地万物无不须气以生。故老人、虚人与二八以前少阴同寝，藉其薰蒸，最为有益。但不可行淫丧宝，反自促死也。善导引术者，从子至巳为生气之时，从午至亥为死气之时，常以生气时鼻中引气，入多出少，闭而数之，从九九、八八、七七、六六、五五而止，乃微吐之，勿令耳闻，习之既熟，增至千数，便为胎息，神仙可期，但不可间断耳。

人　胞

味甘、咸，气温。凡使：取首生者佳。以米泔摆净，以竹器盛置长流水中，银针剔去筋膜，再以乳香酒洗过，竹笼烘干，研末用。一云不必去筋膜。

主虚损劳瘵、癫痫失志及诸病渐瘦者。

按：人胞乃天真元气所结，与金石、草木不同。凡虚劳久病，佐以骨蒸之药，安心养血，益气填精，功胜他药百倍。或气虚加补气药，血虚加补血药，真有起死回生之力，正所谓补之以其类也。

淋　石

味咸，气温。系淫欲之人精气郁结，阴火煎熬，遂成坚质。主磨水，仍出淋石及噎病吐食。

阴　毛

主横生、逆生。以夫阴毛二七茎，烧研，猪膏和丸，如大豆大吞之。

死人枕

取半朽者。

主鬼疰、石蛔、邪气入肝。

按：死人枕，徐嗣伯、刘大用用治鬼疰甚奇。夫鬼疰者，为邪鬼所凭，而致颜色、声音、形症、脉俱不合病。颜色不合于病者，面生五色，而含愧赧①也；声音不合于病者，语言不伦于理，而涉幽微也；形不合于病者，动摇跳跃，而无内热也；证不合于病者，为患证异不合于病情也；脉不合于病者，乍大乍小，乍短乍长也。凡此五者，不必悉备，有一便是。是鬼病疰，以鬼物引触出之，大泻数行自愈。愈后其枕仍送还原处，不然令人癫狂。但此物有云系死人脑后骨者，有云系死人枕席之类者，似皆可用，不必拘也。

---

① 赧（nǎn 腩）：忧惧。

服用部

裈裆

凡使：取中近隐处者，男病用女，女病用男。

主烧灰服，治阴阳易、女劳复、女劳疸及中恶鬼忤。

按：裈裆常近阴处，用之以导阴气，而非补也。

病人衣

主天行瘟疫，取初病人衣服，于甑上蒸过，则一家不染。

梳篦

主活虱入腹，成癥瘕者，煮汁服之。

竹纸

主包犬毛，烧末，酒服，止疟。

漆器

主烧烟，薰产妇血晕，即苏。

箸

主噎呃，以二箸十字横架，不拘茶水，每箸头吸一口，即止。

马绊绳、牛鼻桊①

主煎水，洗小儿痫。

草麻绳索

主以绳度所住户中壁，屈绳结之，即断疫不染。

---

① 桊（quàn 劝）：穿在牛鼻上的环。

草　鞋

系路旁破者。凡使：取一双，洗净用。

主烧灰，酒服，催生。

总 书 目

医　　经

内经博议
内经精要
医经津渡
灵枢提要
素问提要
素灵微蕴
难经直解
内经评文灵枢
内经评文素问
内经素问校证
灵素节要浅注
素问灵枢类纂约注
清儒《内经》校记五种
勿听子俗解八十一难经
黄帝内经素问详注直讲全集

基础理论

运气商
运气易览
医学寻源
医学阶梯
医学辨正
病机纂要
脏腑性鉴
校注病机赋

内经运气病释
松菊堂医学溯源
脏腑证治图说人镜经
脏腑图书症治要言合璧

伤寒金匮

伤寒大白
伤寒分经
伤寒正宗
伤寒寻源
伤寒折衷
伤寒经注
伤寒指归
伤寒指掌
伤寒选录
伤寒绪论
伤寒源流
伤寒撮要
伤寒缵论
医宗承启
伤寒正医录
伤寒全生集
伤寒论证辨
伤寒论纲目
伤寒论直解
伤寒论类方

I

本　草

药鉴

药镜

本草汇

本草便

法古录

食品集

上医本草

山居本草

长沙药解

本经经释

本经疏证

本草分经

本草正义

本草汇笺

本草汇纂

本草发明

本草发挥

本草约言

本草求原

本草明览

本草详节

本草洞诠

本草真诠

本草通玄

本草集要

本草辑要

本草纂要

识病捷法

药性纂要

药品化义

药理近考

食物本草

见心斋药录

分类草药性

本经序疏要

本经续疏证

本草经解要

青囊药性赋

分部本草妙用

本草二十四品

本草经疏辑要

本草乘雅半偈

生草药性备要

芷园臆草题药

新刻食鉴本草

类经证治本草

神农本草经赞

神农本经会通

神农本经校注

药性分类主治

艺林汇考饮食篇

本草纲目易知录

汤液本草经雅正

新刊药性要略大全

淑景堂改订注释寒热温平药性赋

方　书

医便

卫生编

袖珍方

仁术便览

古方汇精

圣济总录

众妙仙方

李氏医鉴

医方丛话

医方约说

医方便览

乾坤生意

悬袖便方

救急易方

程氏释方

集古良方

摄生总论

辨症良方

活人心法（朱权）

卫生家宝方

寿世简便集

医方大成论

医方考绳愆

鸡峰普济方

饲鹤亭集方

临症经验方

思济堂方书

济世碎金方

揣摩有得集

亟斋急应奇方

乾坤生意秘韫

简易普济良方

内外验方秘传

名方类证医书大全

新编南北经验医方大成

临证综合

医级

医悟

丹台玉案

玉机辨症

古今医诗

本草权度

弄丸心法

医林绳墨

医学碎金

医学粹精

医宗备要

医宗宝镜

医宗撮精

医经小学

医垒元戎

医家四要

证治要义

松厓医径

扁鹊心书

素仙简要

慎斋遗书

折肱漫录

丹溪心法附余

叶氏女科证治

妇科秘兰全书

宋氏女科撮要

茅氏女科秘方

节斋公胎产医案

秘传内府经验女科

儿　　科

婴儿论

幼科折衷

幼科指归

全幼心鉴

保婴全方

保婴撮要

活幼口议

活幼心书

小儿病源方论

幼科医学指南

痘疹活幼心法

新刻幼科百效全书

补要袖珍小儿方论

儿科推拿摘要辨症指南

外　　科

大河外科

外科真诠

枕藏外科

外科明隐集

外科集验方

外证医案汇编

外科百效全书

外科活人定本

外科秘授著要

疮疡经验全书

外科心法真验指掌

片石居疡科治法辑要

伤　　科

伤科方书

接骨全书

跌打大全

全身骨图考正

眼　　科

目经大成

目科捷径

眼科启明

眼科要旨

眼科阐微

眼科集成

眼科篆要

银海指南

明目神验方

银海精微补

医理折衷目科

证治准绳眼科

鸿飞集论眼科

眼科开光易简秘本

眼科正宗原机启微